ほんの少しの時間・・・忙しいあなたのための

ストレスを柔らげる

～家庭、職場、日々の雑用時にも手軽に簡単にできる～

ジョナサン・ヒルトン 著
日向 やよい 訳

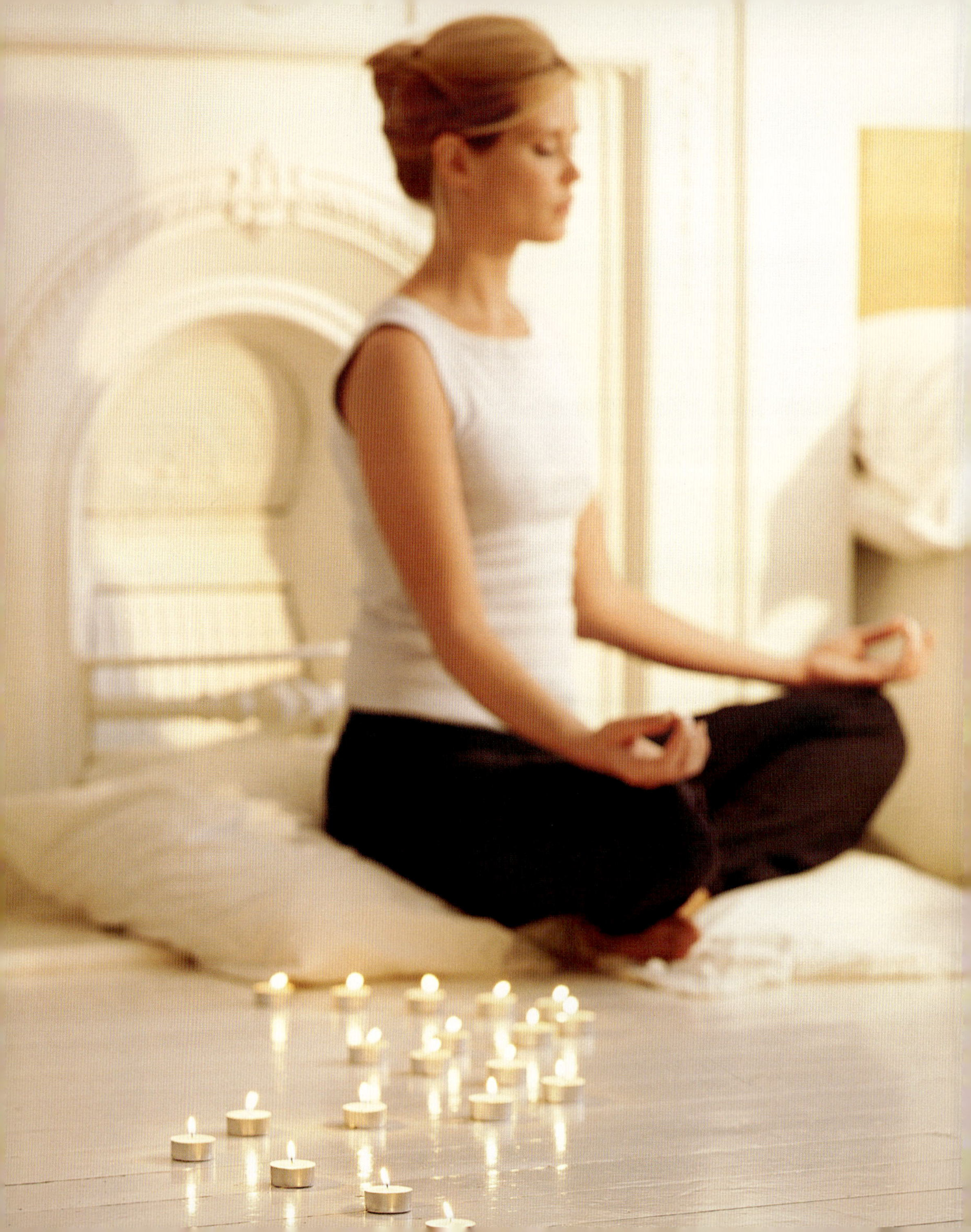

A Gaia **Busy Person's** Guide

Stress Relief

Simple routines for home, work, & travel

A Gaia Original

ガイア・ブックスの本は、"自給自足に生きる地球"という
ガイアの視点を重んじ、読者の皆さまが個人と地球の
より良い調和の中で暮らすお手伝いをします。

Editor	Jonathan Hilton
Design	Peggy Sadler
Editorial Direction	Jo Godfrey Wood
Art Direction	Patrick Nugent
Production	Simone Nauerth
Principal Photography	Ruth Jenkinson
Photography	Martin Norris
Proofreading and Index	Kathie Gill

First published in the United Kingdom in 2005 by Gaia Books Ltd

注意

本書は正規の医師の監督による医療処置に代わるものではありません。御自分の療法に何らかの変更を加えたい場合は、事前にかかりつけの医師に相談してください。ここにとりあげたセラピーはすべて、正しく行えばきわめて安全ですが、健康上の不安が少しでもある方は、専門家のアドバイスを受けてください。

目 次

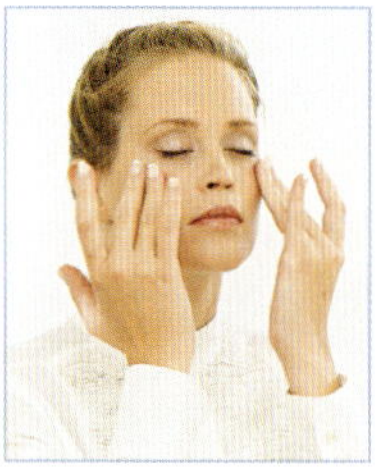
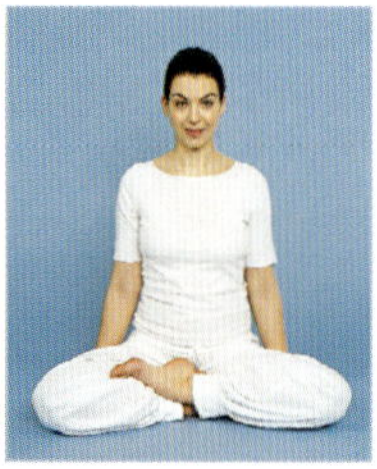
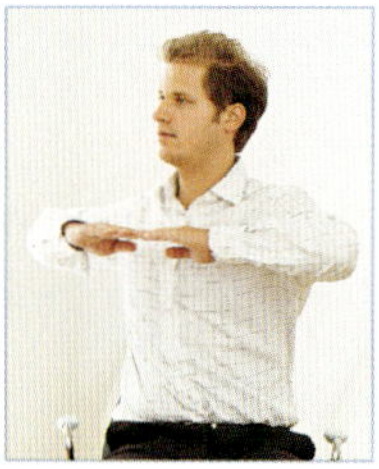
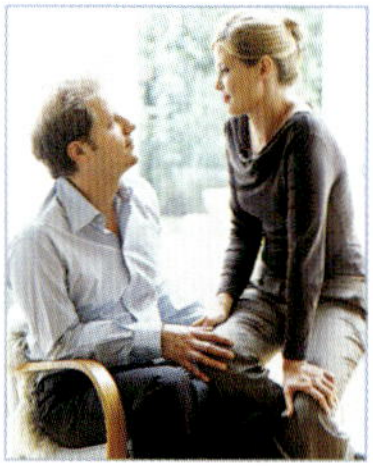

まえがき ……………………………… **6**

第1章　ストレスを感じていますか？ ……………………………… **12**

闘争か逃走か／ストレスと性格／ライフイベント／よくあるストレス因子／食事とストレス／運動／時間の管理

第2章　一日のスタート ……………………………… **40**

起き上がる前に／太陽礼拝／鼻を頼りに進む／朝食／NLP／集中瞑想法

第3章　ストレスのない移動 ……………………………… **62**

日々の苦行／運転中／空の旅

第4章　職場でのストレス解消術 ……………………………… **76**

デスクを機能的に／職場のストレス対策／頭痛・片頭痛／首と背中の疲れ／むずかしい同僚に対処する／会議や面談に備える／昼休み／在宅勤務のストレス対策／解雇に対処する

第5章　人間関係と家庭生活 ……………………………… **110**

家のなかからストレスを一掃する／仕事と生活のバランス／家族の行事／家でくつろぐ／性生活のストレスをなくす／おもなセラピー

索引 ……………………………… **140**

まえがき

ストレスというのはなかなかわかりにくい概念です。「ストレスが問題なのかもしれませんよ」と言われても、まるでとりあおうともしない人もいます。「少々ストレスがあったからといって、そのどこが悪いんですか？　ストレスが全然なかったら、朝起きる気にもなれないでしょうよ。ストレスが私を動かしてくれるんです。どうしてそう騒ぎ立てるのかわかりませんね」。けれどもまた別の人たちにとっては、ストレスは生活全体を支配するもの——寝ても覚めても身のまわりをうろつく、あいまいで得体の知れない恐ろしいけだものです。ときには、まったく同じ状況に対して、こういう正反対の反応がみられることも珍しくありません。どうしてこれほどの違いが出るのでしょうか？　それを知るにはまず、ストレスとはほんとうは何なのかを考えてみる必要があります。

ストレスを定義するのがむずかしいのは、医学的に単一の病気としてくくることができないからです。いくつかのありふれた症状の組み合わせとみることもできません。ストレスとはむしろ、精神的、身体的、情緒的な問題が組み合わさったものなのです。症状にしても、決して一筋縄ではいきません。なんとなく気分がすぐれないとか、頭痛や片頭痛、姿勢の歪みといった症状から、疲労感や動悸《どうき》、体重の変動、イライラ、胃腸障害、突発的な怒りや攻撃性というような状態はもちろん、筋肉の異常や性機能障害、皮膚のトラブル、気分のむら、果ては本格的なうつ病まで、実にさまざまです。

もちろん、こういったやっかいな症状を、ひとりの人がいちどきに全部示すわけではありません。ストレスに対する反応は、その人の体の生理機能の一番弱い部分を通じて現われます。けれども、こうして外に現われた特定の病気また

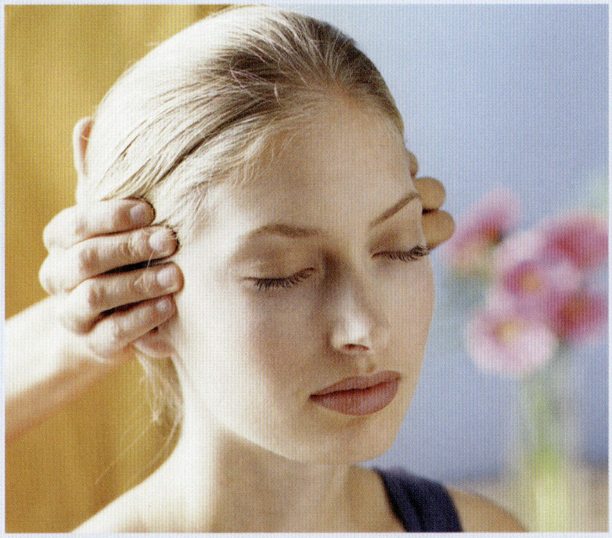

マッサージ

ストレスにつきものの緊張性頭痛や片頭痛には、いろいろなタイプのマッサージが有効です。

は一連の病気は、氷山の一角にすぎないことも多いのです。

本質的に、ストレスとは私たちが受ける変化やプレッシャーに対する体の反応といえます。環境の変化（騒音、生活条件の変化、交通渋滞、転居）や仕事上の変化（同僚との個人的な対立、昇進、降格、解雇）、私生活上の変化（結婚や離婚、休暇、経済的不安）など、いろいろな変化が考えられます。しかし、ひとりひとり性格も育ちも人生経験も違うのですから、ある人には耐え難い重荷と感じられるものも、別の人には、ハラハラさせられはしてもとことん楽しめる、挑戦しがいのある課題となることさえあるでしょう。

確かに私たちは誰しも、もしストレスという原動力がなかったら、ほんのささやかな目標を達成するために努力することさえ、おぼつかないかもしれません。ストレスがやっかいな存在となるのはふつう、変化がエスカレートしていく場合です。移りゆく状況に順応したり、何らかの補正を行った

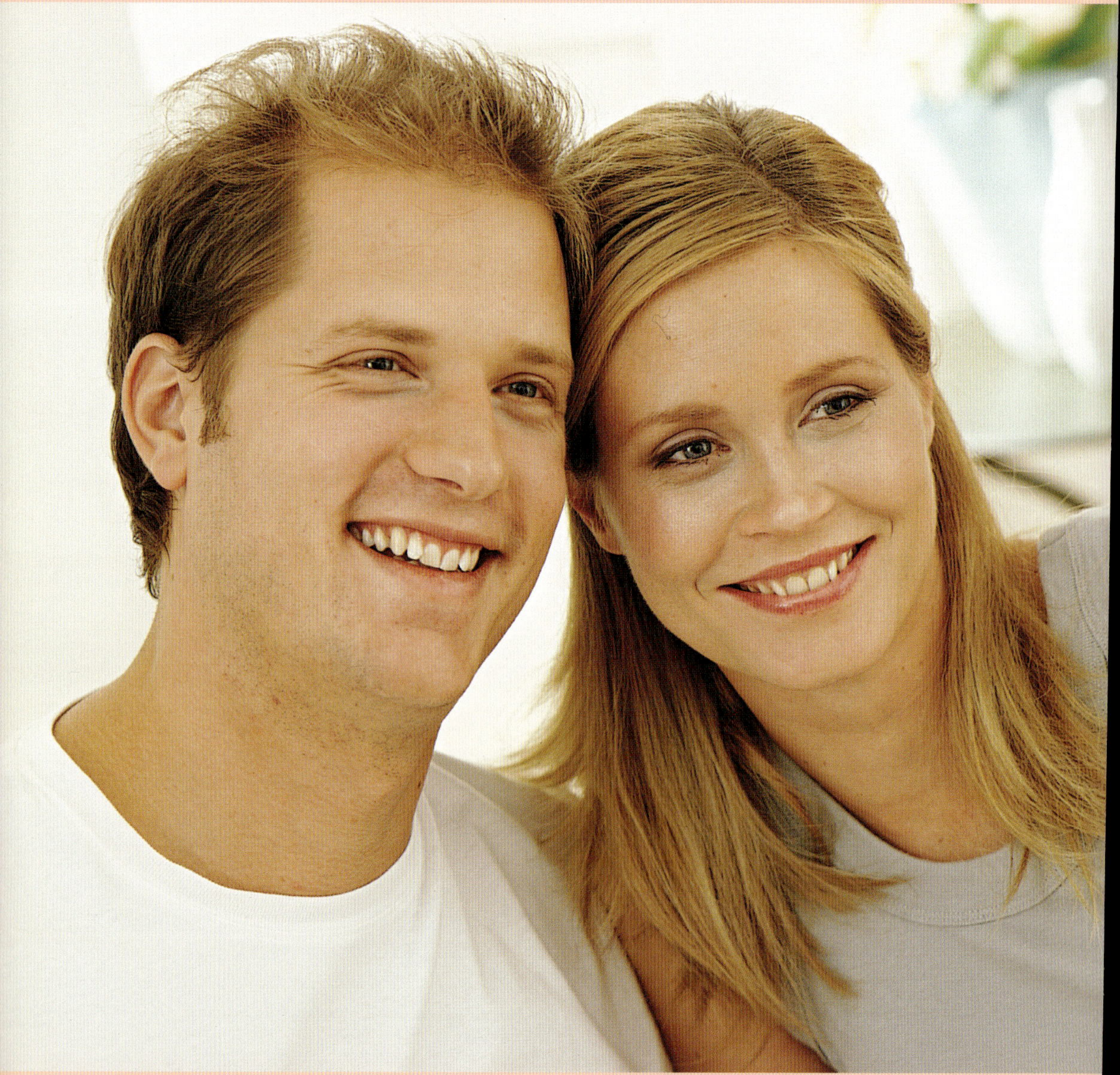

りする時間がなければ、ストレスによる興奮状態が切れ目なく続くことになります。

この興奮状態は、「闘争か逃走か」反応とよく呼ばれます。危険や脅威に対する原始的な反応で、個人の生存が文字通り、敵と闘ったり野生動物の襲撃をかわしたりすることにかかっていた時代のなごりなのです。

この反応は体に一連の複雑な生理学的順応を強いますが、命を脅かすような危険にしょっちゅう出くわすわけではない今の時代には、もはやそぐわないことが少なくありません。それなのに、私たちの体はあいかわらずかつてと同じように反応してしまいます。たとえ比較的低レベルではあっても、長引く興奮状態は体を疲弊させ、免疫機能を損ない、やがては機能障害、つまり病気をもたらすことになります。

本書について

心理的なものも生理的なものも含め、長期のストレスによる不安や緊張によってもたらされる多くの問題に、うまく対処することは可能です。それだけではありません。ストレスに満ちた状況をあなたに有利なように利用することさえ、できるようになります。そのために重要なのは第一に、あなたを苦しめている状況——ストレス反応のひきがねとなっている要因(ストレス因子)——を正しく認識すること、第二に、本書で詳しくとりあげたさまざまなセラピーのうちで一番ふさわしいものを使ってその状況に介入し、正常ではあるけれど有害な反応をカットしてしまうことです。有効なセラピーとして、アロマセラピー、気功、カラーおよびクリスタル・ヒーリング、風水、マッサージ、瞑想、神経言語プログラミング、ピラーティス、リフレクソロジー、霊気、ヨーガなどをとりあげ、解説してあります。緊張とリラクゼーションとのあいだのバラン

人間関係

良好なコミュニケーションに裏打ちされた、パートナーとの率直で落ち着いた人間関係は、ストレスに対する最良の解毒剤のひとつです。

スのとり方を学び、いつ闘い、いつ力を抜くかを知ることで、仕事ならびに私生活のあらゆる面に、たちまち好ましい変化をもたらすことができるでしょう。

第1章ではまず、ストレスとは何か、ストレス因子にはどのようなものがあるか、ストレスと性格はどのように相互作用しあうかについて考察を加えます。こうして闘うべき相手への理解を深めたうえで、ストレス反応を好ましい方向へ変えるための基本方針を設定します。

続く3つの章では、「ありふれた」一日をあなたとともにたどりながら、日々の暮しからストレスを追い出すにはどうすればいいかを解説していきます。朝一番に、まだベッドから起き上がりさえしないうちから、レッスンは始まります。全編を通じてさまざまなセラピーを言葉やイラストで紹介し、たとえば毎日の単調でつらい通勤（マイカー、公共交通機関のいずれであろうと）や飛行機での出張旅行に伴う緊張やストレスにどう対処するかをお教えしましょう。大多数の人にとって、ほんとうのストレスが始まるのは職場に着いてから——職場でのさまざまな状況を多くの具体例とともにとりあげました。イラストつきの対処法は、あなた個人の状況に合わせて簡単に変更できるようになっています。

最後の章では、家族と友人のたいせつさに焦点をあてます。ストレスはあなたの生活のあらゆる側面に浸透する性質を持っています。あなたの一番たいせつな人に一番のしわ寄せが行くことのないよう、気をつけましょう。

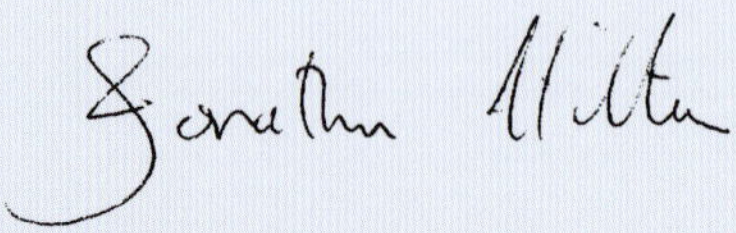

運動

運動はふたつの面で、ストレスの有害な影響に対抗するのを助けます。まず、よい気晴らしになり、当面の問題から注意をそらしてくれます。次に、プレッシャーや脅威を感じたときに体内に作られたストレス誘発ホルモンの消費に役立ちます。

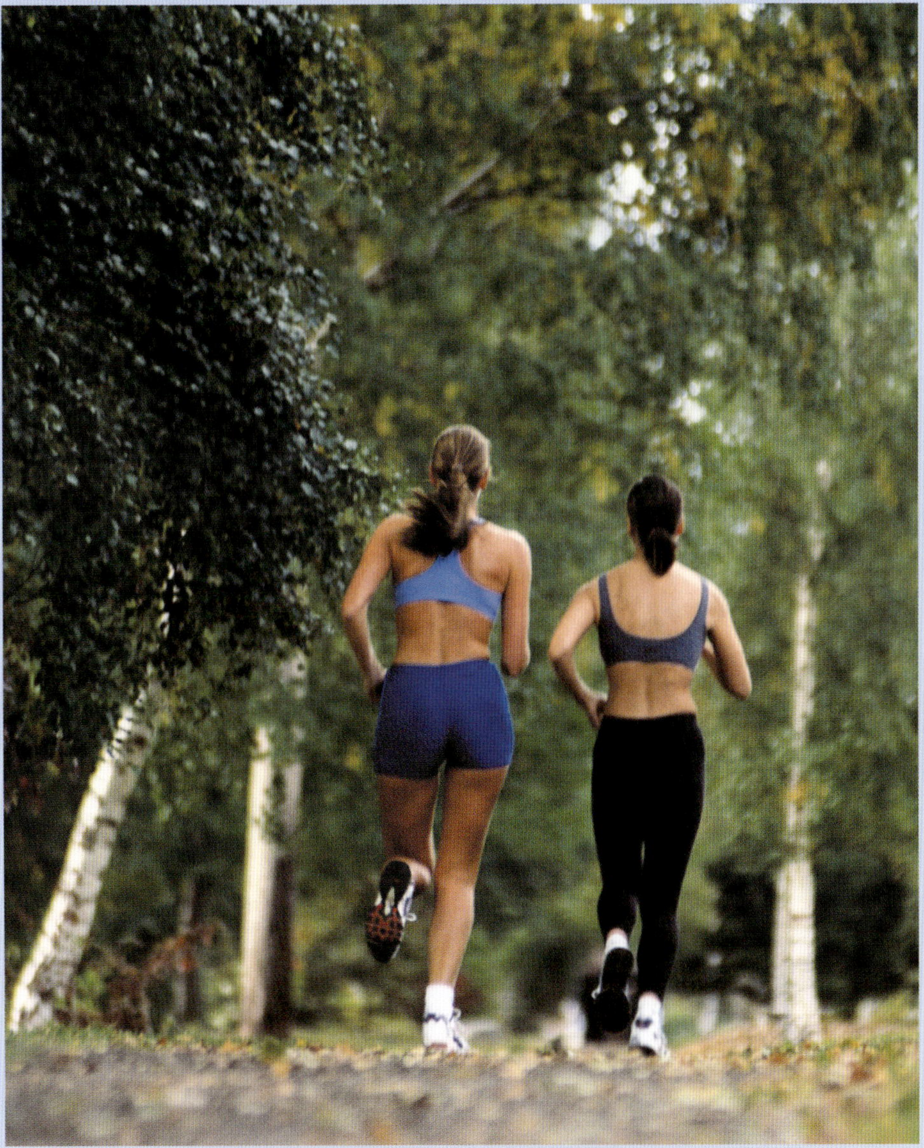

第1章

ストレスを感じていますか？

絶え間ない緊張にさらされる現代生活はストレスをもたらしますが、このストレス反応はおおむね、私たちの脳にすでに組み込まれています。本来、危険や変化に対処するために進化の過程で身につけたものなのですが、今日ではそういった危険は現実のものというより、本人がそう受け取っているだけのことが多いのです。その受け取り方を変えれば、ストレスへの対処はもう半分成功といえます。

一頭のクマが、のしのしとこちらへ近づいてきます。その目はひたとあなたの目を見すえています。家族を守ろうにも、ごく原始的な武器しかありません。あなたの体のストレス反応のスイッチが入ります。選択肢はふたつ――逃げるか、それとも闘うか。どちらにしても、強度と持久力を増すために骨格筋には酸素を含んだ血液が充満し、エネルギー供給を特別に増やすために肝臓はグリコーゲンを糖に転換しはじめ、ストレスホルモンが体中に溢れて視覚が鋭敏になります。使える血液がすべて脳にまわされるにつれ、消化活動は停止します。

これらはほんの一部にすぎません。体内では、認識した危険に対処しようと、大がかりな適応反応が進行中です。たとえ今日ではその危険なるものが、作文の締め切りに遅れそうなことや商談が不調に終わったこと、感情的なショックや経済的な苦境といったものであっても、私たちの体はまるでクマが目前に迫ってきているかのように反応してしまいます。

あなたがストレスに対してどれくらいうまく対処し反応するかは、いろいろな要因に左右されます。たとえばあなたがどういうタイプの性格の持ち主かということは、ここ数ヵ月間に直面しなければならなかった変化やプレッシャーの頻度に負けず劣らず重要な意味を持つでしょう。生活環境や私生活および職場の状況も、重要な要因です。定期的になんらかのエクササイズをしたりスポーツに参加したりしているかどうかはもちろん、ふだんどういう食事をしているかさえ、体のストレス反応に大きな影響を及ぼします。

幸いなことに、こういった要因はどれもあなたの気持ちひとつで変えることができます。

闘争か逃走か

大部分の人にとって、プレッシャーはほとんど生活の一部となっています。日々の課題をこなし、人間として成長し、目標を達成し、何かを創造するよう、促してくれる原動力なのです。プレッシャーがストレスとして認識されるのは、それが極端なレベルだったり、長期間続いたりするときだけ――ただし、どれくらいのレベルを超えれば好ましくないストレスとなるのかは、人によってさまざまです。

体はどう反応するか

高レベルのストレスに対して体内に起こる一連の物理的ならびに生化学的変化は、はるか昔、プレッシャーがほんとうに生きるか死ぬかの一大事だったころ、その場から逃げだすか闘うかするための準備として考案されたものでした。「闘争か逃走か」反応としてよく知られているこの変化には、アドレナリンやノルアドレナリンのようなストレス物質の分泌、血圧上昇、心拍数の増加、筋肉への血流の増加、肝臓でのグリコーゲン転換による血糖の増加などがあります。血糖の増加は大量のエネルギーを供給するためです。体が興奮状態にあることを示すそのほかの反応としては消化器系の活動停止があり、ストレスと潰瘍との関連が、これによってある程度説明できます。

進化の遺産

ストレス反応という進化の遺産が今日の私たちにとって問題となるのは、この反応が、たとえば作文の締め切りと、実際の身体的な脅威とを区別できないからです。それに、闘争または逃走に伴う激しい活動がないと、血中に溢れ

興奮反応

「闘争か逃走か」反応によって体が興奮状態になると、一連の変化が起こります。

■肺――呼吸が浅く速くなる。

■肝臓――コルチゾールがグリコーゲンを血糖に転換する。

■副腎――ストレス物質を血中に分泌する。

■循環器――心拍数と血圧が上昇する。

■消化器――血液が胃から脳と骨格筋に振り向けられるにつれ、消化活動は停止する。

■皮膚――発汗が増加し、体の冷却を助ける。

■目――瞳孔が散大し、視界が明瞭になる。

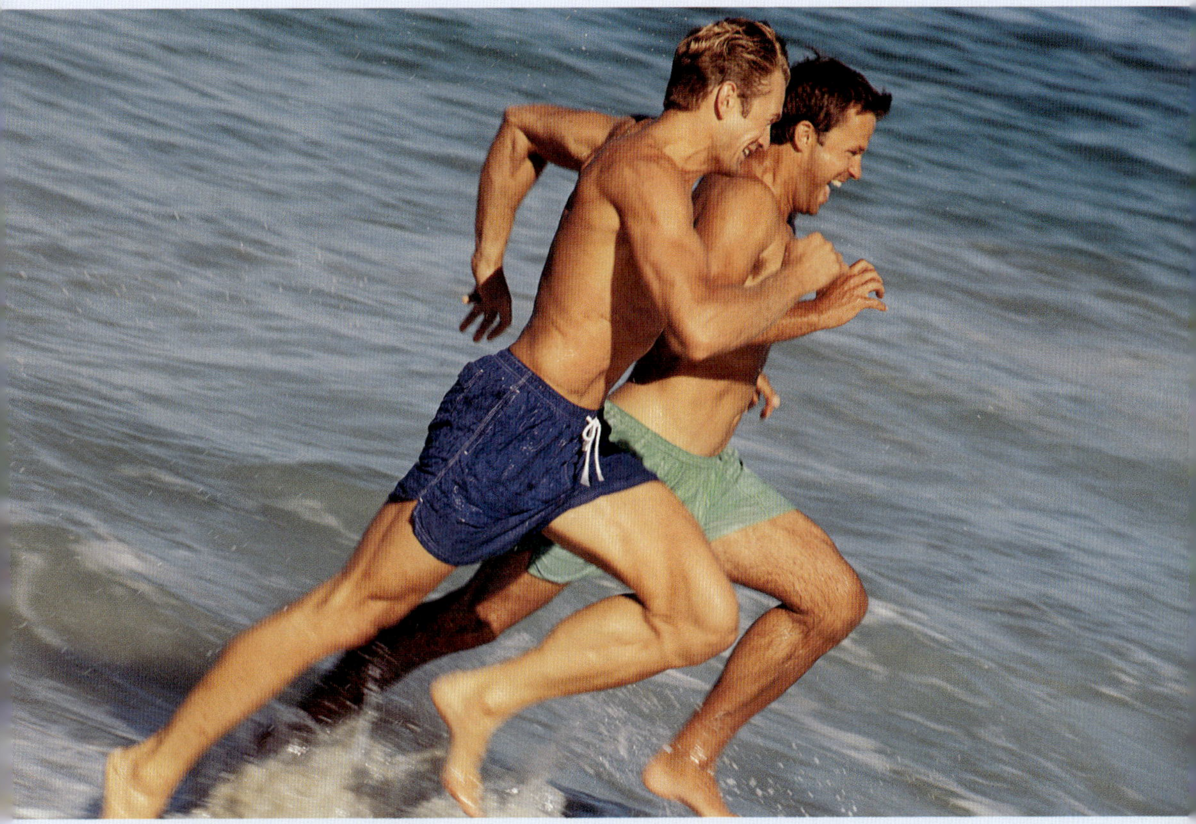

たストレスホルモンを消費してその影響を中和することができないため、たちまちイライラして緊張が高まります。手がかすかに震えることさえあるかもしれません。

ストレスとなるできごとが繰り返されたり、強いストレスが長期間続いたりすると、体にはまた別の変化がいろいろと起こってきます。とりわけ問題となるのは免疫系の抑制で、病気に対する体の抵抗力を弱めてしまいます。

ストレスと性格

性格のタイプと、ストレスの影響を受けやすいかどうかには関連があることをうかがわせる、確かな証拠があるようです。性格、つまりあなたがどういうタイプの人間かが、日々遭遇するあらゆる状況に対するあなたの反応に大きな影響を与えることを思えば、それほど意外なことではないでしょう。

性格タイプ

性格にはふたつの大まかなタイプ――A型とB型――のあることが知られています。そのどちらに属するかで、日々のプレッシャーにストレス反応を示すかどうかが決まります。といっても、有害な反応パターンが固定されていて不変なものであると決めつけてはいけません。

A型はストレスの悪影響をこうむる危険がもっとも高いタイプです。A型の人は非常に意欲的で、競争して勝つことに固執し、せっかちで勤勉、好戦的な野心家です。やり手で努力家、疲労困憊するまでみずからを駆り立て、ときにはやりすぎることさえあります。彼らのライフスタイルは、体をほぼ恒常的に興奮状態に置くものといえます。

対照的にB型は、はるかに楽天的です。穏やかで自信に溢れ、一般にありのままの自分をもっと気楽に受け入れています。A型ほど野心むきだしではないものの、やはり最善を尽くそうと努力しますし、同じように高い水準も達成できます。ただ、不安やパニック、攻撃性といったよけいな飾りがないわけです。

どちらかいっぽうだけがぴったりあてはまる人はまれで、A型とB型が混じりあっているのがふつうです。

要注意信号

次のようなことが多くなった場合は、行動の修正（次ページ参照）を考えましょう。

- 何かをちゃんと仕上げようと思ったら、自分でやらなければだめだと思う。
- 極端な手段に訴えてまで、期限を守る。
- 相手の話がまどろっこしく、言葉を引き取って代わりに言ってしまう。
- 同僚より多くの顧客に会って多くの商品を売らなければならない、多くの製品を作らなければならないと感じる。
- スポーツやゲームに負けると腹を立てる。
- じっと座って何もしないでいるのはむずかしい。
- 自分に課せられた責任を果たすには、1日24時間ではとうてい足りないと感じる。
- 相手より大声で早口に話したり、暴言を吐いたりする。

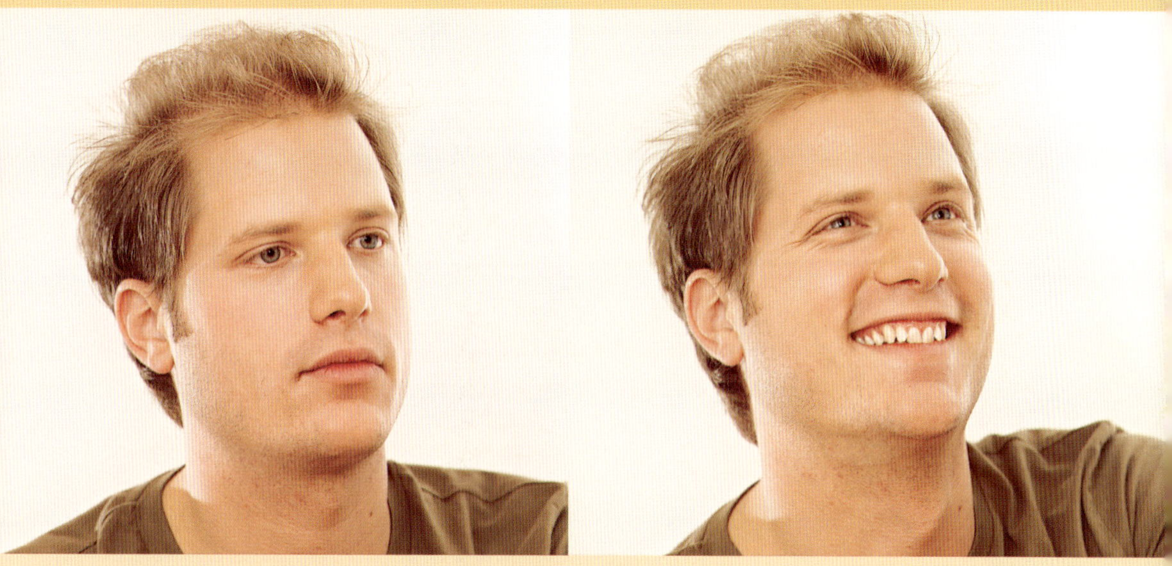

行動を修正する

自分の性格の好ましくない要素にいったん気づきさえすれば、あとはそれを修正するだけです。次のようなことをやってみましょう。

■働くために生きるのと生きるために働くのと、どちらがいいか真剣に考えてみる。

■毎日、ほんとうにやりたいことをするための時間をスケジュールに組み込む。

■すべてをコントロールすることはできないこと、ときには手違いが生じるものであることを受け入れる。

■毎日、デスクやパソコンから離れて昼休みをとることに決める。

■ひとの話にはちゃんと耳を傾ける。相手の言葉を代わりに言ってしまいたいという誘惑に負けない。

■いつも他人のアラ探しをするような態度はやめる。

■リラクゼーション・テクニックや呼吸法を実践する。

■競争を含まないタイプのエクササイズやスポーツに定期的に参加する。

ライフイベント

ストレスとなるような状況やできごとの一覧表を作り、それを常に持ち歩いて参照すれば、有害なできごとにさらされる機会を減らせる、というようなわけにはいきません。なぜなら、ふつうの日常生活で出会うできごとは事実上どんなものでも、ストレスとなる可能性があるからです。一生のあいだに誰もが経験する決まりきったできごとも、当然含まれます。すぐには信じがたいような考え方ですが、その根拠となっているのが、1960年代後半にアメリカの心理学者、T.H.ホームズとR.H.レイによって作成されたライフイベントの表（下記参照）です。

この表は、ストレス反応をどの程度引き起こしうるかという観点から、ごくふつうのライフイベントを幅広くとりあげてランクづけしたものです。人間関係と職業生活の両方にわたってい

ストレスのもととなるイベント	ストレス度	ストレスのもとととなるイベント	ストレス度
パートナーの死	100	妊娠	40
パートナー関係の解消	73	性生活の問題	39
パートナーとの別居	65	家族の増加	39
刑務所への収監	63	転職	39
近親者の死	63	経済状態の変化	38
けがや重い病気	53	パートナーとのいさかい	35
結婚	50	多額のローン	32
失業	47	借金やローンの抵当流れ	30
パートナーとの復縁	45	職場での昇進	29
退職	45	子供の独立	29
家族の病気	44	親戚とのトラブル	29

ます。明らかなストレス因子、たとえばパートナーの死とか多額のローン、失業などがあるかと思えば、休暇やクリスマス行事、職場での昇進といった意外な項目もあります。この調査で明らかとなったのは、好ましくない変化はもちろん、たとえ好ましい変化であっても、それがいくつも、適応する間もほとんどないうちに立て続けに起こるとき、いっそうストレスを受けやすくなるということでした。

この一覧表の価値は、警告として使えるところにあります。もし人間関係や仕事でこういった急な変化を経験しているときは、すべてにペースを落とすのが賢明です。うまく対処するのに必要なだけの時間をとり、将来の健康不安の種が肥沃な土壌を見つけることのないようにしましょう。

あなたのストレス度は？

ストレス反応は人によってさまざまですから、どんな尺度（たとえば下記の表）も、あなたがそういう状況に対してどう反応するかを示すものではありません。とはいうものの、一年のあいだにこの表で300点を超えるようなら、あなたは高いストレス負荷を受けていて、ストレス関連の病気になる危険が増しているといえます。150点より低く抑えるようにすれば、ストレス関連の問題の起こるリスクは低いでしょう。

ストレスのもととなるイベント	ストレス度	ストレスのもとととなるイベント	ストレス度
特筆すべき成果の達成	28	社会活動の変化	18
パートナーの就職や離職	26	小額のローン	17
入学や卒業	26	睡眠習慣の変化	16
生活環境の変化	25	親族訪問の回数の変化	15
個人的な習慣の変化	24	食習慣の変化	15
上司とのトラブル	23	長期休暇	13
勤務時間の変化	20	クリスマス	12
転居	20	軽度の法律違反	11
転校	20		
余暇活動の変化	19		
宗教活動の変化	19		

よくあるストレス因子

このページ以降にあげてあるリストに目を通して、「イエス」の答えがどれくらいになるか、確かめてみてください。いずれも、ストレス負荷を増す因子です。

個人の因子

■自分は長所より欠点のほうが多い。
■これといった理由もないのに涙が出ることがよくある。
■将来のことを思い悩むことがよくある。
■こぶしを固く握り締めているのに気づくことがよくある。
■初めての人に話しかけるのはむずかしい。
■自分の問題や懸念を話せる親しい友人がいなくて残念だと思う。
■いつも、その日のできごとをくよくよ考えてしまい、よく眠れない。
■グループのなかで自分の意見を言うことはむずかしい。
■ひとりになるとほっとする。

人間関係の因子

■家では充分なプライバシーが得られない。
■パートナーの行動に失望したり困惑したりすることがよくある。
■パートナーはこちらの気持ちをたいてい無視する。
■自分は物質的な面で家族を失望させている。
■経済的な不安が家庭生活に大きな影を落としている。
■パートナーよりもひんぱんにセックスを求める。
■パートナーを性的に満足させられないことがよくある。
■家庭内の口論はしょっちゅうで、悪感情を抱えたまま寝ることがよくある。

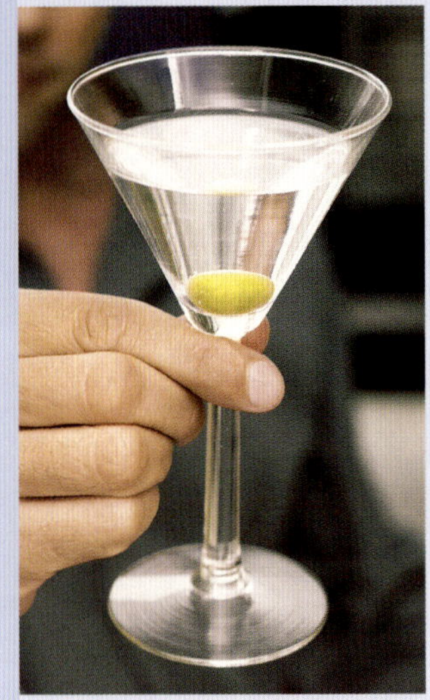

アルコール摂取

あなたのアルコール摂取量はどれくらいですか？　たくさん飲めばすぐに眠れるかもしれませんが、2、3、時間もすればまた目が覚めてしまうものです。同じように神経を刺激して不安をかきたてるカフェインの入った飲みものも加われば、体に対するアルコールの有害な効果はさらに増します。

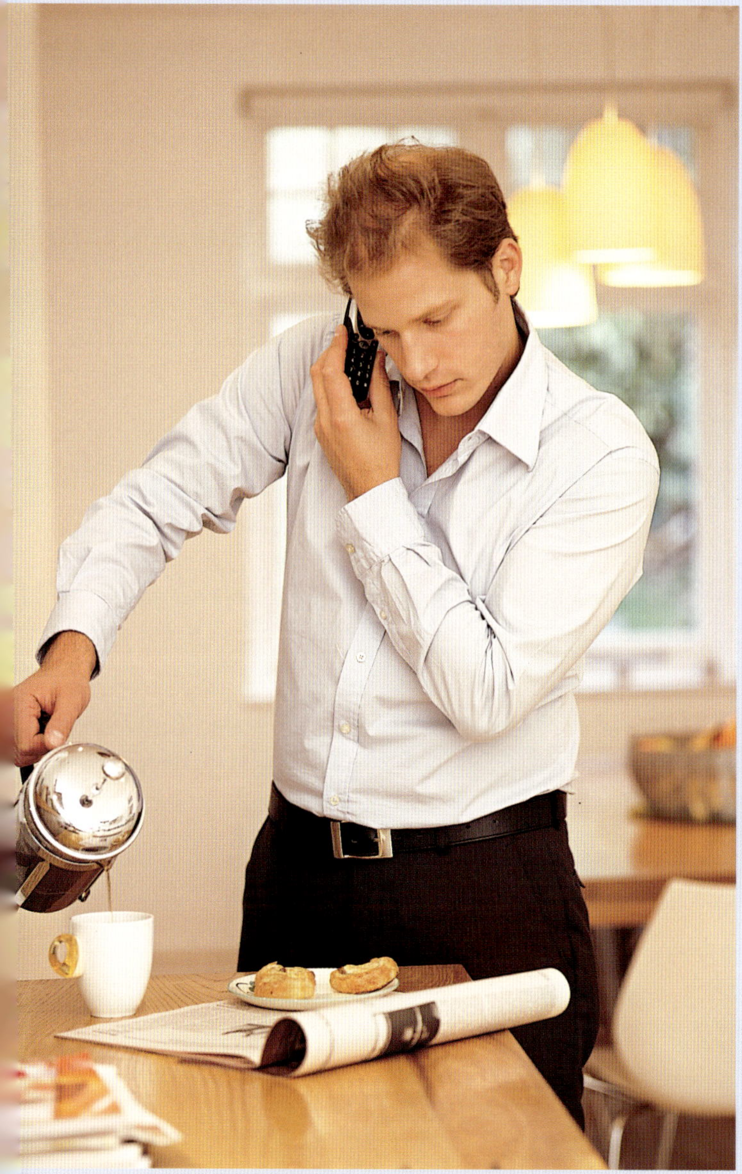

コーヒーとお茶

一度に多くのことをやろうとしすぎていませんか？　一日ヘトヘトになるまで働いてストレスとイライラが高じているところへ、最高の成績を達成できなかったというのでますます険悪な気分になっているのでしょうか？　あと数分もあれば、仕事に区切りをつけ、残りは明日にまわすことにして、飲もうと思いながら後回しになっていたコーヒーを手に、一息つけますね。

でもちょっと待って。コーヒー、お茶、チョコレート、コーラ、ココア――どれを選ぼうと、神経が張りつめているときには、こういったおなじみの飲みものに含まれているカフェインは一番好ましくありません（p.24〜31を参照）。

カフェインを摂取したあと、エネルギーが湧いてきて頭がすっきりするように感じられるのは、体内のグリコーゲンがグルコースに転換されるからです。けれども、体内のグリコーゲンの蓄えはすぐに尽きてしまうので、こうした歓迎すべき効果はほんの束の間です。そのあとにはどっと疲れが出ますが、その疲れを睡眠で解消しようとしても、できるとは限りません。カフェインが神経を刺激して、血中のアドレナリン濃度を上げてしまっているからです。

仕事の因子

■職場では周囲との人間関係がうまくいかない。
■自分は同僚よりも一生懸命働いている。
■今の仕事はつまらない。
■いつも家に仕事を持ち帰ったり、昼休みも仕事をしたりしている。
■無理な締め切りに追われていつも汲々としている。
■毎年、休暇を使い切るのに必要な時間を作れない。
■職場はいつも騒がしい。
■最近加わった責任や職務内容の変化に対応しようと苦労している。
■職場では上下の意思疎通が乏しかったり、責任の所在が不明確だったりする。
■自分の能力がきちんと評価されなかったり、適切な報酬が得られなかったりするのが不満だ。
■仕事が肉体的にきつい。

環境の因子

■渋滞のため、マイカーまたは公共交通機関による長時間の通勤を強いられる。
■家が小さすぎたり、快適でなかったり、不潔で危険な地域にあったりする。
■家ではプライバシーが充分でないという問題がある。
■冬になって日光が乏しくなると気が滅入る。
■車や飛行機､隣近所からの騒音にいつも悩まされている。
■地域の公園またはそのほかの緑地に出かけるのはむずかしい。
■近所の商店で新鮮な果物や野菜をいろいろ手に入れるのはむずかしい。

騒音の影響

あらゆる環境ストレス因子のなかでもっとも有害なもののひとつが、騒音です。絶えず何かしら音のある市街地では、特に問題となります。けれども、たとえ郊外の地域であっても、近所の日曜大工マニアや、ティーンエイジャーの我が子の流す大音量の音楽からこうむる被害を過少評価してはいけません。

たとえ意識から音を閉め出したとしても、体にはストレス反応が起こっています。長期間にわたって絶えず騒音を浴びていると、睡眠パターンが影響を受け､集中力が低下し、新しい情報を吸収したり新しい技術を学んだりする能力が損なわれることがあります。

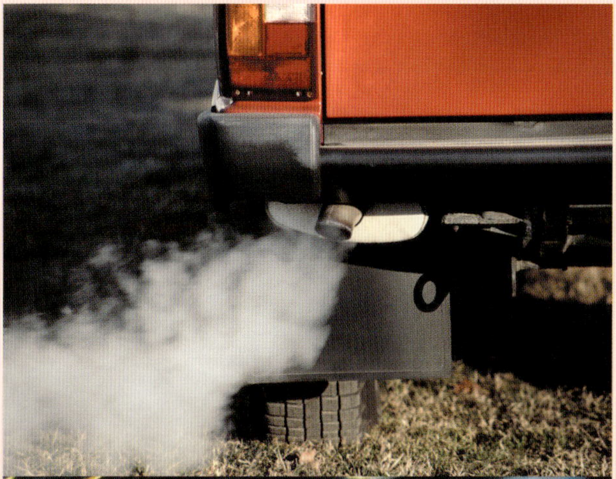

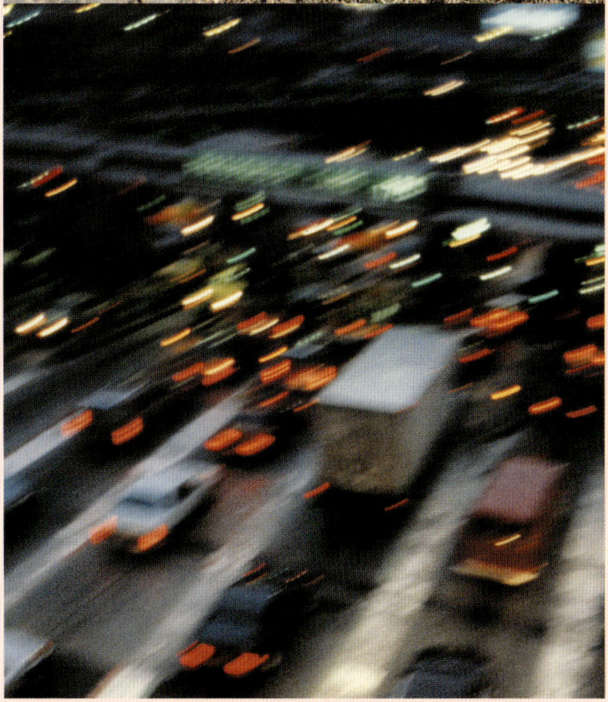

交通公害

交通渋滞とそれに伴う大気汚染は、あなたの気分に影響を与えてイライラやストレスレベルを高めるだけでなく、寿命を縮める原因になることもあります。ドイツの科学者が、交通渋滞と心臓発作には相関関係があることを発見したのです。交通渋滞に巻き込まれた人が1時間以内に心臓発作を起こす率は、渋滞にあわなかった人の3倍にのぼっていました。慢性的なストレスが心臓病のひとつの要因であることはよく知られていますが、この調査によれば、慢性的なストレスを受けている人は、車、公共交通機関、自転車のいずれに乗っていようと、排気ガスにさらされた場合、心臓病のリスクが2倍以上になるそうです。

食事とストレス

食物は燃料です。体を正常に機能させるためには、ビタミン、ミネラル、繊維、脂肪、糖、たんぱく質、炭水化物などを含むいろいろなタイプの食物を適切に組み合わせ、しかも、エネルギー消費にみあうだけの量を食べる必要があります。アメリカ人は健康に気を使うことでも健康対策にまわせる収入の点でも、おそらく世界一ですが、そのアメリカでは肥満が全人口の約60%を占めるまでになっています。

ストレス効果

私たちがものを食べるのは、厳密に必要にかられてというより、習慣や気分や広告に左右されて、手近にあるから、ごほうびとして、というような理由によることのほうが多いものです。ストレスも当然、理由のひとつになります。不安感、低い自己評価、緊張などをはじめとするストレス症状が、過食や拒食、やけ食い、食べものに慰めを求める態度、さらには危機や動揺から気をそらして直視を避けるための転位行動としての食物の利用につながるのです。

ストレスに対する私たちの反応は、特定のタイプの食品に対する強い渇望のひきがねも引いてしまうという意味で、さらに深刻な影響を及ぼします。たとえば、カフェインたっぷりのお茶やコーヒー、コーラ（p.21を参照）、強い風味づけがしてあってすぐに満足感が得られる高脂肪のチョコレートやビスケット、油そのものと言えるポテトチップなどがむしょうに欲しくなるのです。こういった食品からは即座に高いエネルギーが得られますが、そのエネルギーは同じようにすみやかに枯渇し、あとには血糖値の大幅な揺れが残ります。このタイプの揺れは過食につなが

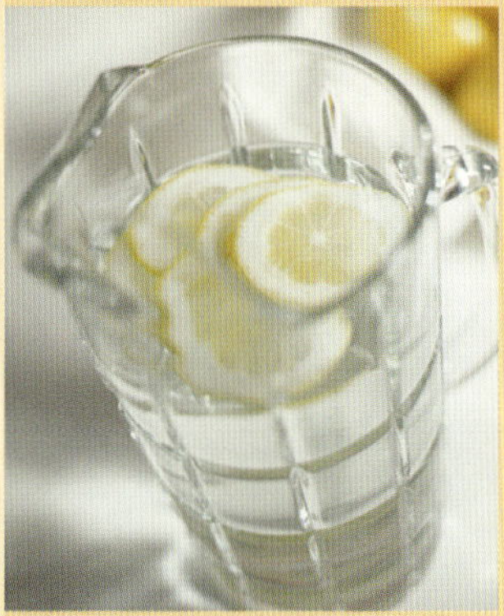

水のたいせつさ

健康問題の専門家は、ただの水を毎日少なくとも2ℓ飲むことを勧めています。ストレスを高めるカフェインを含むコーヒーとかコーラのような飲みもののかわりに、水を飲みましょう。

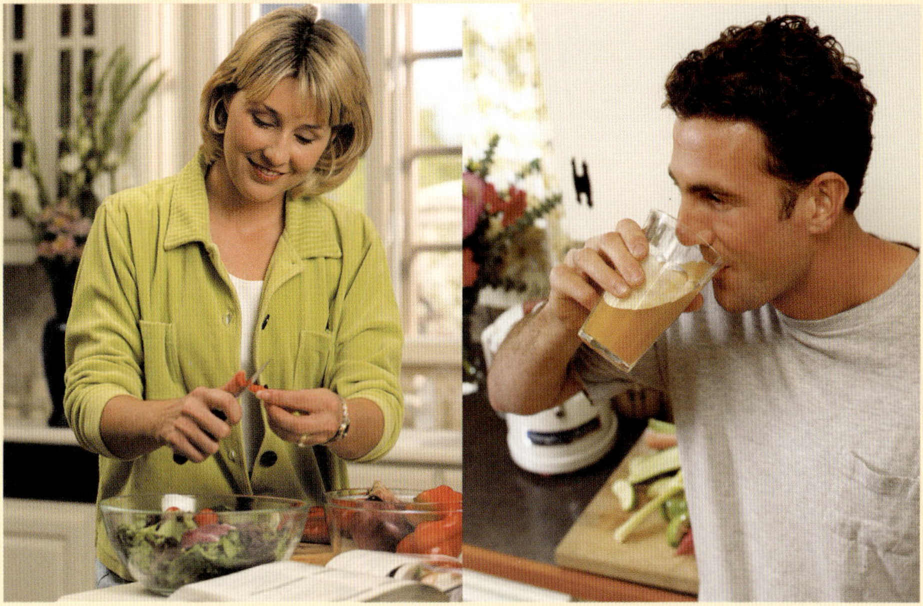

りやすく、その結果体重が増え……ますますストレスが高まることになります。

健康な食べもの

時間に追われる忙しい生活を送っていると、健全な食事をきちんととることはなかなかむずかしいものです。けれども、食事をわずらわしい雑用とみなすより、日に3度、心ゆくまで浸れる楽しみと考えるようにしましょう。

よい食事とは必ずしも手の込んだ食事とはかぎりません。地元産の新鮮な季節の果物や野菜を積極的に食べるように心がけましょう。できれば有機栽培のものを選びます。炭水化物や、動物性または植物性たんぱく質を含む食品をバランスよく取り入れることはもちろんです（右記参照）。

好ましい食品

- 果物や野菜を毎日少なくとも5単位とることが推奨されています。
- 玄米やヒエ、オート麦、全粒粉パスタ、ジャガイモ、全粒粉パンなど、さまざまな種類の炭水化物食品を食べましょう。
- たんぱく質食品としては、豆類やナッツ類、子牛、豚、鳥肉などの白肉（おもに）、油の多い魚、大豆製品を食べましょう。

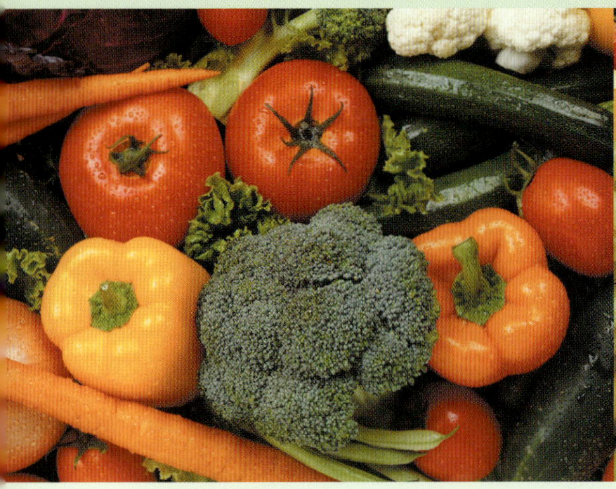

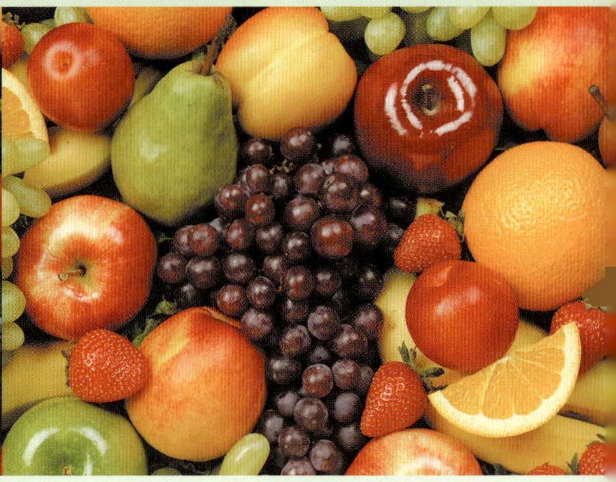

野菜

野菜は生で食べたほうが栄養素を最大限に利用できます。ただし充分に洗うことと、有機栽培でない場合はさらに皮をむくことを忘れないように。加熱調理する場合は、できるだけ短時間蒸すか茹でるようにしましょう。

果物

果物はスナック菓子や甘いデザートのヘルシーな代替品になります。すべて、食べる前には充分に洗い、有機栽培でない場合は皮もむいたほうがいいでしょう。軽く煮てスパイスで風味をつけてみてもいいでしょう。

好ましくない食品

■牛肉や羊肉などの赤肉、高脂肪のチーズや牛乳その他の乳製品は量を控えめに。

■食塩の使用量は最低限に抑えましょう。塩味への嗜好をなくすには1～2週間かかりますが、いったん薄味に慣れてしまえば、食べもののほんとうの味を楽しめるようになります。

■「調理加工済み食品」を避けましょう。着色料や保存料はもちろん、食塩も含まれています。きつい塩味をごまかすため、砂糖の含有量も高いことが多いものです。その他のインスタント食品も体の有害物質の濃度を高め、ストレスに拍車をかけます。ですから、乾燥食品や缶詰、パック詰め食品の摂取量には気をつけましょう。

■お茶やコーヒー、コーラにはカフェインがたっぷり含まれていることが多いものです。カフェインを取り除いたタイプを選ぶか、もっといいのはカフェインを含まないハーブティーか、水を飲むことです。

■アルコールの摂取は控えめに。

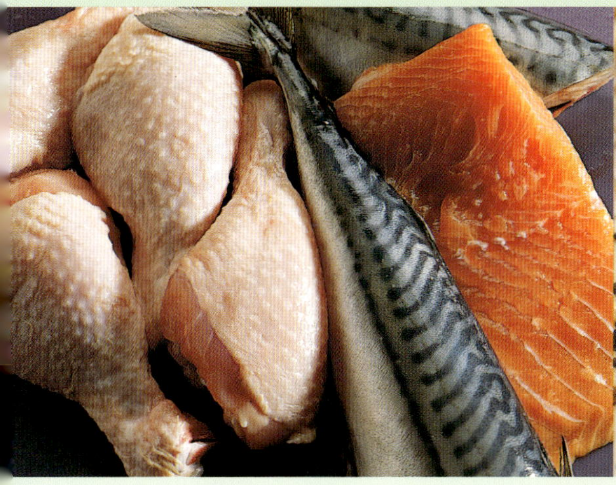
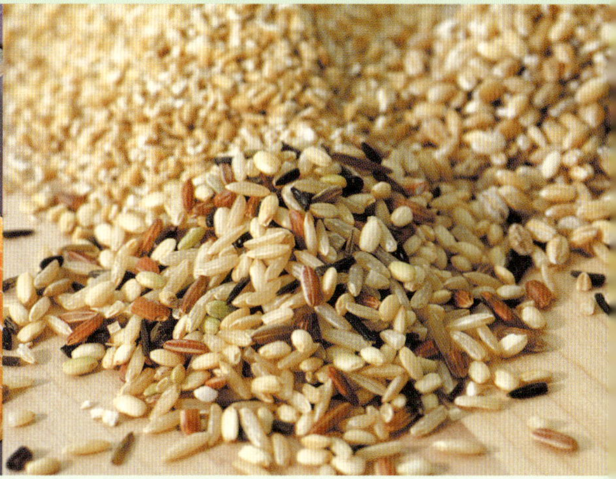

魚と肉

健康のためには脂肪の少ない肉が一番ですから、調理の前に余分な脂肪を(鳥肉の場合は皮も)取り除きましょう。魚は軽く蒸すか、炒めるか、焼くかすると、おいしく食べられます。

穀類と豆類

いずれも炭水化物や食物繊維、たんぱく質のおいしい供給源です。この食品群はベジタリアンの食生活になくてはならないものです。

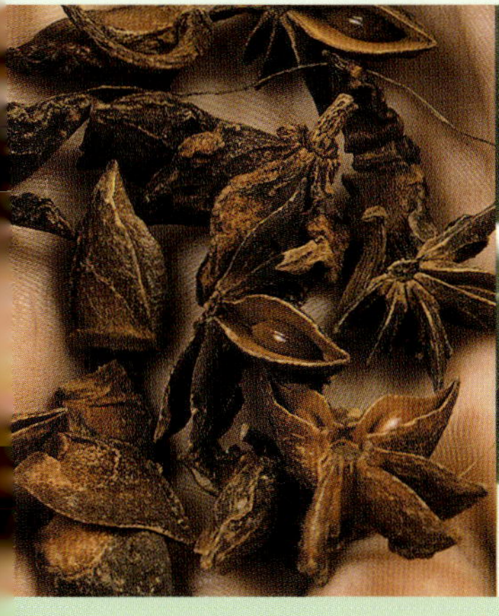
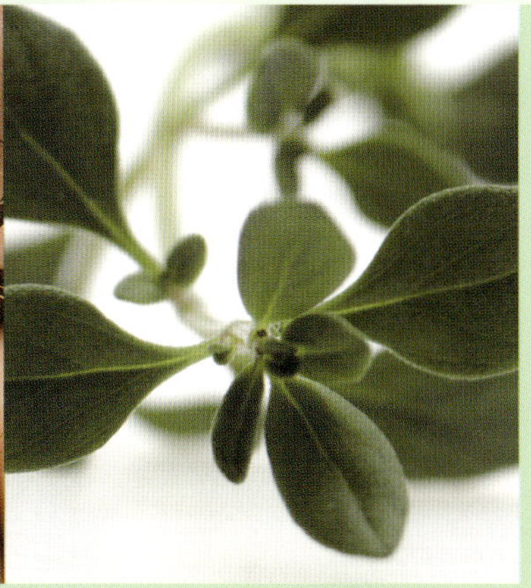

風味を添えるもの

ハーブやスパイスは食品に風味を添えて、本来の味を補い、ひきたてます。ありきたりの料理に特別の味わいを持たせることもできます。それだけでなく、調理中にすばらしい香りを漂わせて、楽しい食事への期待をかきたてる働きもします。

健康な飲みもの

ビタミンやミネラル、必須微量栄養素を集中してとる必要があるなら、コップ一杯の新鮮な野菜ジュースか果物ジュースを飲むのが一番の近道です。当然のことながら、材料のよしあしがジュースの栄養価を決めるので、質のよい、できれば有機栽培の農産物を購入し、使う前によく洗って、ついている農薬や肥料を取り除きます。有機栽培でないものは皮をむくのが望ましいのですが、こうすると栄養価がだいぶ失われるおそれはあります。皮のすぐ下に栄養素が濃縮されていることが多いからです。缶詰の果物を使うなら、糖分の多いシロップでなく果汁と一緒に詰められているものを買いましょう。

果物や野菜のジュースはすべて、作りたてを飲むのが一番です。ただし、朝作ったジュースをお昼に飲むのは問題ありません。魔法瓶に入れ、飲むまで冷蔵庫にしまっておきましょう。

スムージー

牛乳またはヨーグルトをいろいろな果物と一緒にミキサーにかけて作る、おなじみの飲みものです。とてもおいしいだけでなく栄養価も高く、毎日とるべき野菜果物5単位（p.25を参照）もこれでとることができます。高脂肪の乳製品の摂取量が気になるようなら、低脂肪の牛乳またはヨーグルトか、ヒツジまたはヤギの乳製品を使いましょう。ベジタリアン向きに、豆乳やお粥、アーモンド乳でも作れます。ただし、ビタミンAやDはもちろん、カルシウムのようなミネラルの吸収にも、ある程度の脂肪が必要なことを忘れてはいけません。いずれも脂溶性なのです。

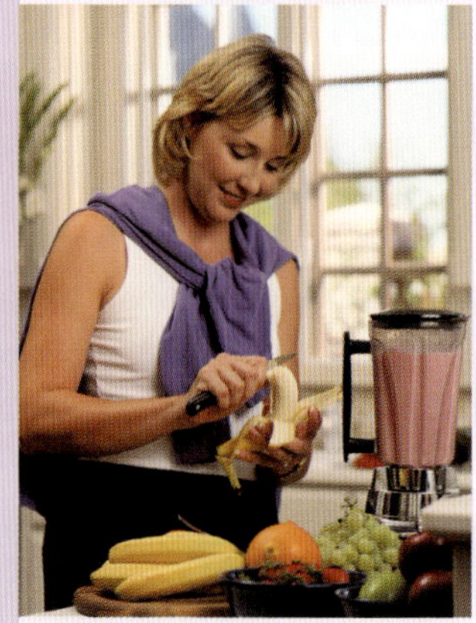

ジューサーやミキサーを使う

ジューサーは、果物や野菜からできるだけ多くの果汁や野菜汁を抽出することを目的とした器具で、絞りかすは捨てます。これに対してミキサーは材料を何もかもすりつぶして、どろりとしたなめらかな液状にします。果物や野菜がまるごと、繊維も何もすべて含まれるので、とても健康にいい飲みものになります。絞り汁だけでは、毎日必須の5単位を満たすことはできません。

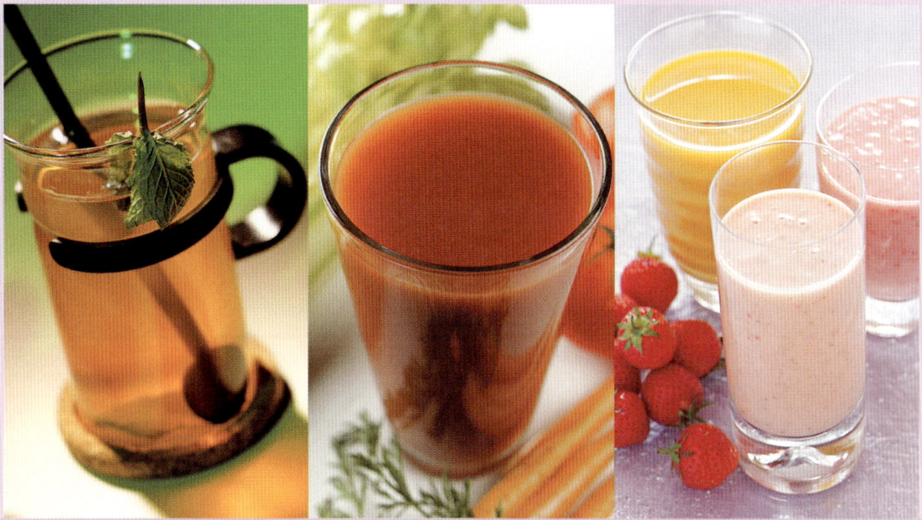

ハーブティーを淹れる

水600mlに対し、乾燥させた葉なら茶さじ山盛り2杯、生の葉なら茶さじ4杯を使います。ティーポットに入れて熱湯を注ぎ、10～15分おきます。樹皮や種子、茎、根などを使う場合は、これらのハーブを鍋で10～15分沸騰させてからカップに漉し入れます。蜂蜜で甘みをつけるとおいしく飲めます。

お茶

とてもポピュラーな飲みもので、世界中のほとんどの国に何らかの形のお茶があります。とはいうものの、代表的なお茶のなかにはカフェインを含むものもあるので、少なくとも一部は、ストレス緩和効果のあるハーブティーへの切り替えを考えたほうがいいでしょう。

カノコソウのお茶は穏やかな鎮静効果がありますが、飲みやすくするために蜂蜜のような甘味料が必要かもしれません。セントジョンズワートのお茶は軽いうつ症状に効果があり、カモミールティーはリラクゼーションにたいへん役立ちます。カワカワティーは入手がむずかしいかもしれませんが、一部の国では不安を静める飲みものとしてよく知られています。ほかにも、おいしくてカフェインを含まず、手に入りやすいフルーツティーがいろいろあります。

摂食障害

どのようなストレス撃退法においても、正しいタイプの食べものを食べることが重要な役割を演じます。問題は、摂食障害にしばしばつきものの相反する感情の嵐に巻き込まれているとき、果たして正しい選択ができるかということです。前もって準備しておくことが肝心です。もし過食や拒食の心配があるなら、以下にあげるヒントが役立つでしょうし、表（次ページを参照）は適正な体重を知る参考となるでしょう。

過食で悩んでいるなら

■何をいつどこで食べたかを記録して、自分の摂食行動に何らかのパターンがあるかどうか、みてみましょう。たとえば、いつもテレビのニュースが始まるのを待っているあいだにポテトチップを一袋食べているなら、かわりに散歩に出かけて、いつものパターンを打ち破ります。

■大好物の食べものを職場の机の引き出しや家の冷蔵庫にいつも入れておくのは、やめましょう。

■食べているとき、テレビを見たり新聞を読んだりするのはやめましょう。その代わりに食べものに注意を向け、風味や舌触り、芳香を味わいます。一食分を食べたら、少なくとも10分置いてから、お代わりをするかどうか決めましょう。こうすれば、食べたものを充分に認識して満腹を感じる時間を胃に与えることができます。

■ちょっとしたごほうびが必要なとき、あるいは空腹になりすぎるのを防ぎたいときは、フルーツスナックか、塩味のついていないナッツを食べましょう。食べたいという気持ちが手に負えないほどにまで高まってしまうと、好ましくないタイプの食べものに走りがちです。

■プレッシャーやストレスを感じているときに食料品の買出しに行くのは、やめましょう。糖分過剰なうえに揚げ油がしっかりしみこんだ、繊維質の少ない、カフェイン添加のジャンクフードで戸棚をいっぱいにしたいという誘惑にかられやすいからです。こういった食べもの自体、ストレスをもたらす元凶です。

■もしどうしても誘惑に勝てないときは、ポテトチップの小さな袋を選ぶことです。増量サービスの特大チョコは無視しましょう。

拒食で悩んでいるなら

■たっぷり一人前の食事を前にすると食欲が失せてしまうなら、栄養価の高い食べものを少量ずつ、日に何度も食べるようにしましょう。

■体を動かすこと（p.32～を参照）には、ストレス緩和効果があるだけでなく、食欲増進効果もあります。激しい運動をする必要はありません。ふたつ手前のバス停で降り、残りを歩くだけでいいのです。

■レーズンのようなドライフルーツか、種子やナッツ類を容器に入れて携帯しましょう。そうすれば、何かつまみたくなったとき、ヘルシーでおいしいものをすぐ口に入れることができます。

■温かい食べものは冷たいものよりもたいてい風味が濃く、香りも当然強いので、食べてみようという気が起こりやすいものです。

■食事のとき、皿にどっさり取り分けすぎないようにしましょう。出されたものをどれも少しずつ取るようにするのです。その後食欲が戻ってきた場合は、ジャンクフードに手を伸ばすのではなく、ヘルシーなおやつを食べるようにしましょう。

■一皿の料理より、手作りのスープか栄養たっぷりのスムージー(p.28を参照)のほうが、見た目に圧迫感が少ないものです。

適正体重

この表は男女共通です。保険会社の統計によれば、体重の違いだけでは、同一身長の男性と女性のリスクファクターに差が出ることはないからです。

身長 (m)	体重 (kg)	身長 (m)	体重 (kg)
1.45	42～53	1.72	59～74
1.48	42～54	1.74	60～75
1.50	43～55	1.76	62～77
1.52	44～57	1.78	64～79
1.54	44～58	1.80	65～80
1.56	45～58	1.82	66～82
1.58	51～64	1.84	67～84
1.60	52～65	1.86	69～86
1.62	53～66	1.88	71～88
1.64	54～67	1.90	73～90
1.66	55～69	1.92	75～93
1.68	56～71	1.94	76～95
1.70	58～73	1.96	78～97

運動

適切な量の定期的な運動が体にいいという事実を意外に思う人は、おそらくいないでしょう。けれども、運動は心の健康にもいいのです。ストレスや不安とうまくつきあったり、コントロールしたりする力をつけてくれます。

どんな運動でも、楽しみながらやれば長続きするものです。自分に一番合っていて、楽しめるものを選びましょう。たとえば、ジョギングしたりジムでひとり汗を流したりというように、ひとりで体を動かすのが好きな人もいれば、決まったスケジュールに従って仲間と競い合う、既存のエクササイズクラスに参加するほうが成果のあがる人もいます。

どんな利点があるか

運動すれば、天然のモルヒネであるエンドルフィンが脳内に放出されます。いつもの運動を一通りこなせば、気分の高揚を2時間も持続させるのに充分な量が放出されると

お気に召すまま

軽いジョギングや縄跳びからサイクリングまで、それこそどんな形のものでも、運動がストレス症状の軽減に効果があることは確かです。心血管系や免疫系への効果を別にしても、とてもいい気晴らしになり、悩みを忘れさせてくれます。

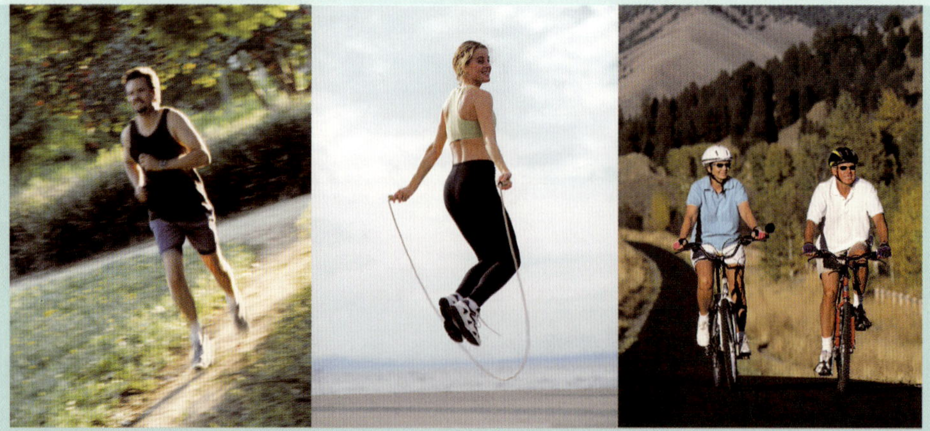

考えられています。それだけではありません。体を激しく動かすことは、「闘争か逃走か」反応（p.14〜15を参照）の結果血中に放出されたストレスホルモンの消費にも役立ちます。さらに、運動は消化機能を整えたり、安静時の心拍数を下げたりする効果もあります。また、多くの研究によって、定期的な運動はうつ病にも効果のあることが、まったく運動をしない人との比較によって明らかになっています。定期的な運動には不安感の低減という利点もあるらしく、不安感のもたらすもっともやっかいな症状である睡眠障害（p.42〜3を参照）にも有効です。

運動のタイプ

ずっと運動をしていない人や30歳以上の人、最近何らかの病気をした人は、始める前に医師に相談するのが賢明です。たとえ健康にはなんの心配もない人でも、新しい運

適切な視点

毎日運動する「習慣」にこだわりすぎるのは考えものです。体の調子が悪いというような何らかの理由でいつもの運動ができない場合、ストレスや不安のレベルが急上昇して、日課を再開するまでずっと高いまま、というような事態になりかねません。

孤独を好む

自宅やジムでひとりで運動するのが好きな人たちもいます。ジムの会費を前払いすれば、三日坊主に終わるおそれが少なくなるでしょう。

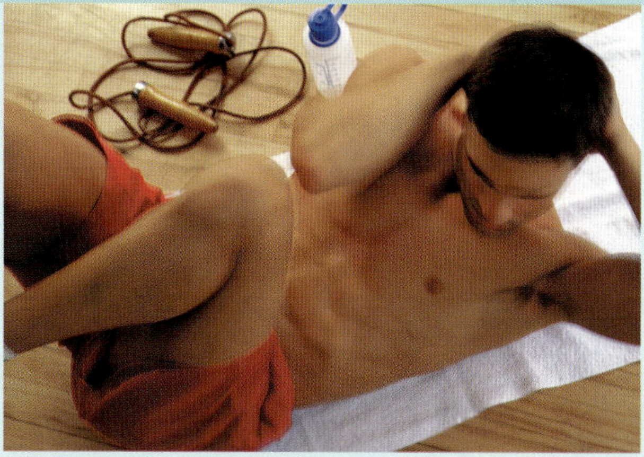

動プログラムはゆっくりとスタートさせ、徐々に体を慣らして、体力とスタミナをつけていきましょう。

運動のタイプは、有酸素運動、無酸素運動、スポーツ競技の3つに大きく分類されます。といっても、どんな運動にも2つ以上のタイプの要素が含まれていることが多いものです。

有酸素運動

呼吸や心拍数を長時間にわたって増加させる活動はすべて、このタイプの運動に含まれます。心臓と肺がふだんよりもいっしょうけんめいに働く必要があり、疲労を感じずに続けられるのは、おそらく20分から45分くらいでしょう。そのどこかの時点で、活動を持続するために体は脂肪の蓄えを「燃焼」させなければならなくなるわけです。

有酸素運動には、たとえばジョギング、サイクリング、空手、踏み段昇降、ボートこぎ、水泳、ウォーキング、インラインスケートなどがあります。おもな利点は、心肺機能を高め、免疫系を強化し、自己イメージを高めて、ストレスや不安をやわらげてくれることです。

無酸素運動

これはまったく違うタイプの運動です。ゆっくりした脂肪燃焼型ではありません。短時間の激しい運動、呼吸が苦しくなるような運動を急激に行うことが鍵で、そのあとに休息期間を置きます。この運動は一度に1分ほどしかできません。筋肉に蓄えられている限られた量のグリコーゲンの燃焼に頼っているためです。そのグリコーゲンがなくなってしまうと、激しい筋肉疲労がやってきます。

無酸素運動のおもな利点は、スピードや強さや持続力の向上、筋肉量の増加、身体活動によるストレス緩和、自己イメージの強化などです。一般的な無酸素運動としてはウ

グループ活動

エクササイズクラスの会員になれば（次ページ写真）、資格を持つインストラクターの指導を受けられます。うまくいけば、新しい友人の輪もできるかもしれません。何より、仲間と競いあえば目標へ向けての努力にも励みが出ます——ただし、ストレスレベルをあげたくなければ、競争はあくまでも友好的に。

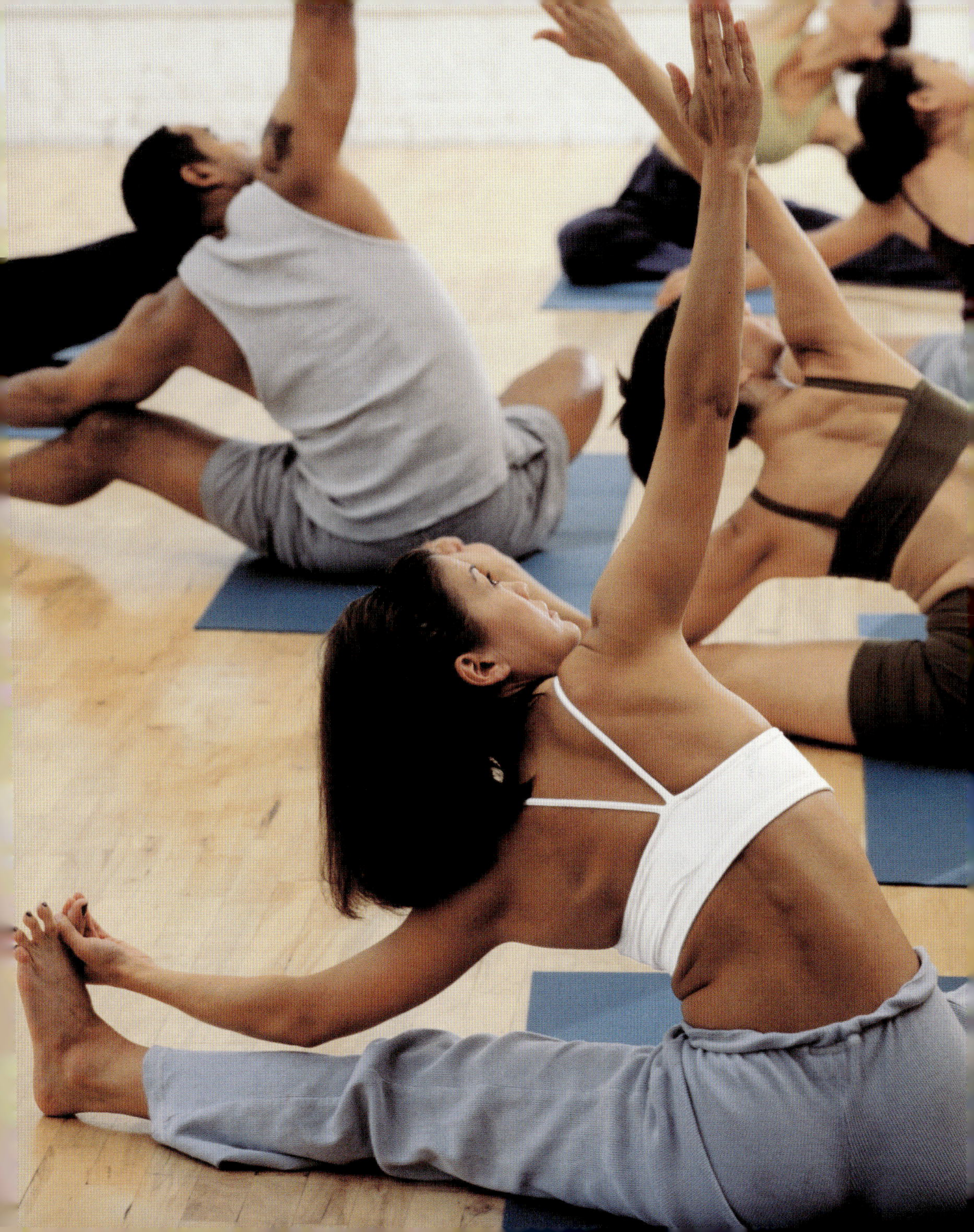

ェイトリフティング、短距離走、腕立て伏せ、腹筋運動、懸垂などがあります。

スポーツ競技

これは、一部は有酸素運動、一部は無酸素運動からなるタイプの運動で、バスケットボール、テニス、バドミントン、サッカー、フットボール、ゴルフ、クリケットなど、あらゆる種類のスポーツが含まれます。

スポーツ競技をすることで得られるおもな利点は、全般的な体調の改善と健康増進、協調運動能力や柔軟性やバランス感覚の向上です。

サプリメント

運動してエネルギーを燃やそうと思うなら、正しい燃料を積み込む必要があります。炭水化物、たんぱく質、必須脂肪酸（p.24〜31を参照）を含むバランスのとれた食事をすることがたいせつです。ビタミンCやE、ベータカロチンのサプリメントも必要になるかもしれません。

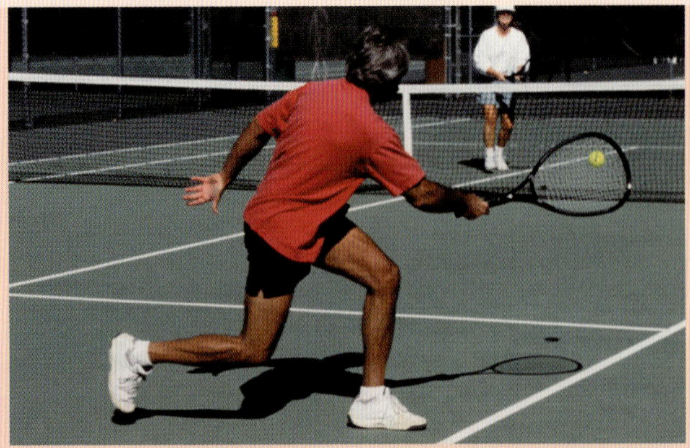

楽しい運動

極端に長く続けないかぎり、どのような形であっても、体を動かすことはあなたの心身両面によい影響を及ぼします。週に3、4回、和気あいあいとテニスをするだけでも、全身の健康状態が改善されますし、人生にもっと前向きな態度で臨むのにも役立つでしょう。

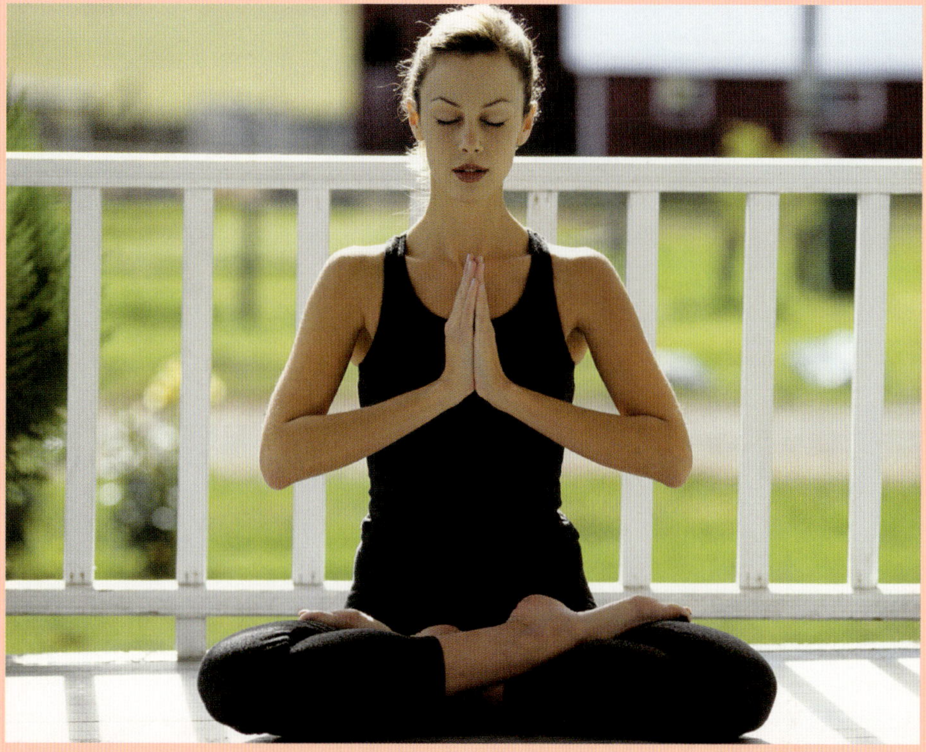

ストレスをやわらげるためのヨーガ

ストレスや不安のコントロールには理想的な運動で、なかでも片鼻交互呼吸（p.94を参照）のような呼吸エクササイズは、死体のポーズ（p.129を参照）と並んで特に効果的です。穏やかで流れるような動き、呼吸法の訓練、瞑想、リラクゼーションがあいまって、体と神経系に調和と安らぎの感覚をもたらすのです。そのうえ、静かに自分を見つめなおす心境にもなれます。

ストレスや不安のコントロールを目的とするヨーガを始める前に、準備段階として、時間的な余裕に応じて5〜10分、死体のポーズをとりましょう。こうすればリラックスでき、ストレスのもととなった実生活でのさまざまなできごとから、心理的に距離を置くのに役立ちます。将来のイライラや心配の種からも心を引き離すことができます。

もしヨーガを実行中もくよくよ考えているのに気づいたら、片鼻交互呼吸法で心を静めましょう。

時間の管理

一日24時間ではとうてい足りない。時間がすべての鍵だ。時計こそ、現代の専制君主なのだ――

これを聞いて、まさにその通り、自分の置かれた状況にぴったりだと思いましたか？　でも、もし魔法であと数時間余分にもらえたとしても、それでほんとうに問題は解決するのでしょうか？　もしかしたら、一ヵ月か二ヵ月しても、状況はまったく同じままなのでは？

ふだんの仕事日にすべきことが多すぎると、ストレスを減らそうとしてまっさきに犠牲になるのは私的な時間――自分自身や家族、友人のために取ってある、あなたの生活にとって一番だいじな部分です。ストレスや不安が心身両面の健康に被害を及ぼす前に、この機会にあなたの時間管理術を総点検しましょう。

ここでの成否は、ある時間枠で現実に何ができ、何ができないかを客観的に判断する力にかかっています。もしその仕事をしあげるのが無理で、そのうえ全部または一部を誰かに任せることもできないなら、「ノー」と言いましょう。スケジュール表から削除しましょう。

時間管理の目的は仕事、家庭、レジャー、私的な時間のバランスをとることです。うまくバランスがとれなければ、やがては燃えつきてしまいます。そうなれば仕事の能率も落ち、よけいに時間がかかるようになって、四方八方からますます圧力がかかるでしょう。さらにストレスレベルがあがるのは、火を見るよりも明らかです。

次ページのリストをひとつの指針として、あなたの時間を取り合うあらゆる要求のあいだのバランスをどう改善すべきか、考えてみましょう。

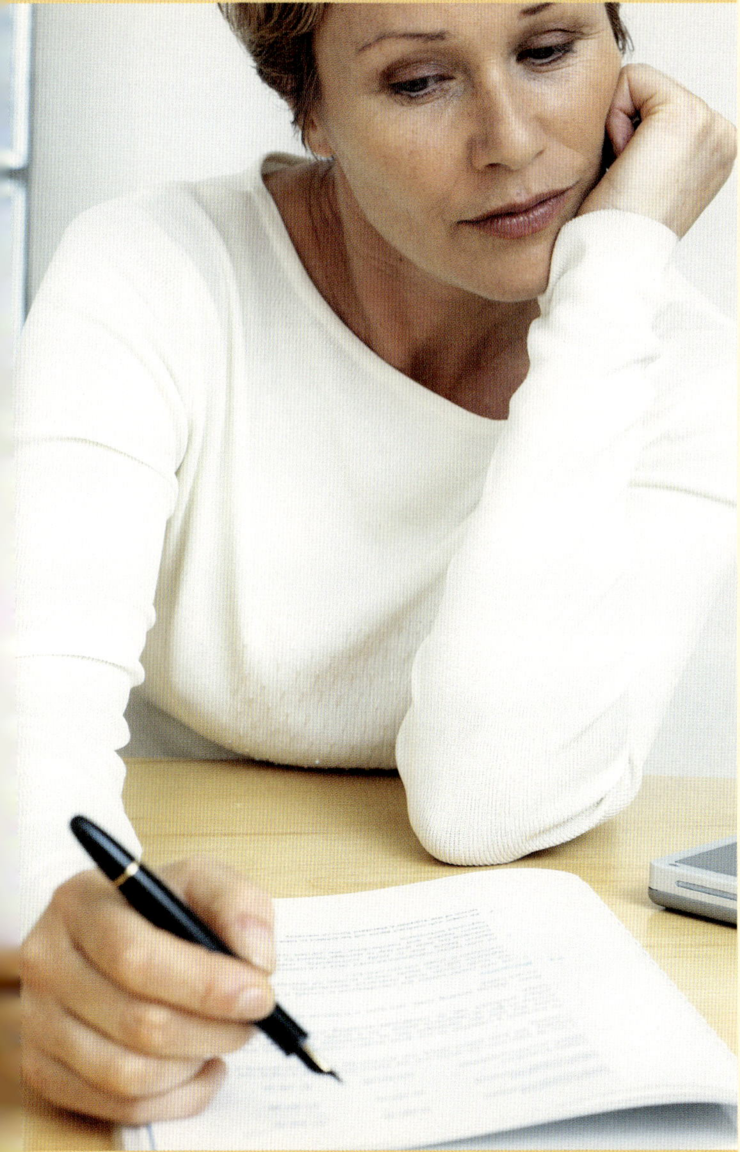

時間を管理する

■ひとつのことを途中にして別のことに飛び移ってはいけません。未完成の仕事をいくつも引きずることになってしまいます。

■あなたの人生に必要なことすべて——仕事、家庭、レジャー——のための時間枠をそれぞれ確保しましょう。

■できることとできないことを見積もるときには、現実的になりましょう。

■割り当てられた時間でやり遂げるのが経験上無理だとわかったときには、「ノー」と言うことを覚えましょう。

■しなければならない仕事をすべて書き出し、優先順位をつけてから、それぞれに時間を割り当てます。専用のスケジュール帳を使いましょう。

■日に何度か、時間を決めてスケジュール帳を見直し、更新して、必要に応じて優先順位を入れ替えましょう。

第2章

一日のスタート

寝苦しい一夜が開ける。よろよろと起き上がって朝のいつもの儀式を済ますあいだも、職場で待ちかまえている「恐怖の数々」をくよくよ考えてしまう。朝食はもっぱら、精製された炭水化物。それをマグに1杯か2杯の、カフェインたっぷりのお茶またはコーヒーで流し込む——これでは、ただでさえ見通しの暗い一日がますます悲惨なものになったとしても、ふしぎはありません。

ストレス追い出し作戦は、朝、あなたが目を覚ましたときから始まります。最初にベッドから出るときのあなたのありようが、今日一日の調子を決めるからです。朝どころか、前の晩から改革に着手するのが望ましい場合も多いものです。気持ちを静め、何であれ、あなたを悩ましていることがらに前向きの決断をもたらすことに的を絞った視覚化を、寝る前に行うのです。ともあれ、ストレスが疲労感をもたらし、その疲労感がまたストレスのもととなる恐ろしい底なしの悪循環を断ち切れるかどうかは、あなたの朝の日課にかかっています。

ストレス関連の症状に使えるセラピーには、さまざまなものがあります。大半は、あなた自身についてもっと前向きな気持ちを持たせること、またはやっかいな状況を新しい視点から見る方法を教えることをめざすものです。この章でとりあげたセラピーを毎朝全部やってみる時間など、もちろんあるはずもないでしょうが、一度にひとつかふたつでもいいですから試してみてください。だんだんにうまく速くできるようになって、何週間かたつうちに、さらにいろいろとやってみる余裕ができてくるはずです。

すぐに好ましい結果が得られなくても、がっかりしないこと。今あなたが直面している問題は、おそらく何年もかかって徐々に大きくなってきたものでしょうから、じっくり腰を据え、時間をかけて、新しい行動のしかたや対処テクニックを学んでください。

眠っている心を活用する

毎晩、あなたにはその日一日のストレスと不安を解き放つチャンスがあります。けれども目が覚めているあいだに何か気をそらす行動をしておかないと、その日あったいろいろな場面が繰り返し浮かんできて、心は絶えず警戒状態に置かれることになります。お腹のなかの暗い穴に棲むあのせかせかした意地悪な虫があなたを突っつき始め、ほんの数分も休ませてくれません。あなたは手足を動かしたり寝返りを打ったりしなければならなくなります。時間はのろのろと過ぎていきますが、至福の無意識状態は相変わらずあなたの手をすり抜け続けます。あなたにはもう、目覚ましのベルが寝室の静寂を破るまでのわずかな残り時間のことしか考えられません。

こうして、悪循環ができあがります——ストレスと不安のせいでよく眠れず、その一方では、たまっていく疲労から仕事の能率もあがらないため、さらにストレスと不安が増していくのです。けれども、睡眠中の心を活用すれば、この悪循環を断ち切って、ストレスの苦しい症状を和らげることができます。

的を絞った視覚化

視覚化を用いて心を静めれば、「闘争か逃走か」モード(p.14〜15)のスイッチを切ることができ、リラックスした幸福な感じをどんどん強めることができます。

■ベッドにゆったりと横になり、太陽が燦々と輝く心地よい情景を思い浮かべます。心から楽しめた休日の「一場面」を思い起こすのもいいでしょう。その場面に注意を集中し、肌に降りそそぐ太陽のぬくもりや頬を撫

クリスタル・ヒーリング

あらゆる種類のクリスタルが、ストレスや不安の症状をやわらげるために使われています。次ページ写真のベッド脇の皿にあるのもそうです。ストレスにはアメジスト、虎目石、ペリドット、アクアマリン、カルサイト、ローズクォーツ、トルマリンを試してみましょう。心をリラックスさせ寝つきをよくするには、ムーンストーン、クォーツ(ローズやスモーキー)、アメジスト、シトリン、オニキス、青ヒスイ、セレナイト、トルマリンのなかから、自分にしっくりくるものを選びましょう。

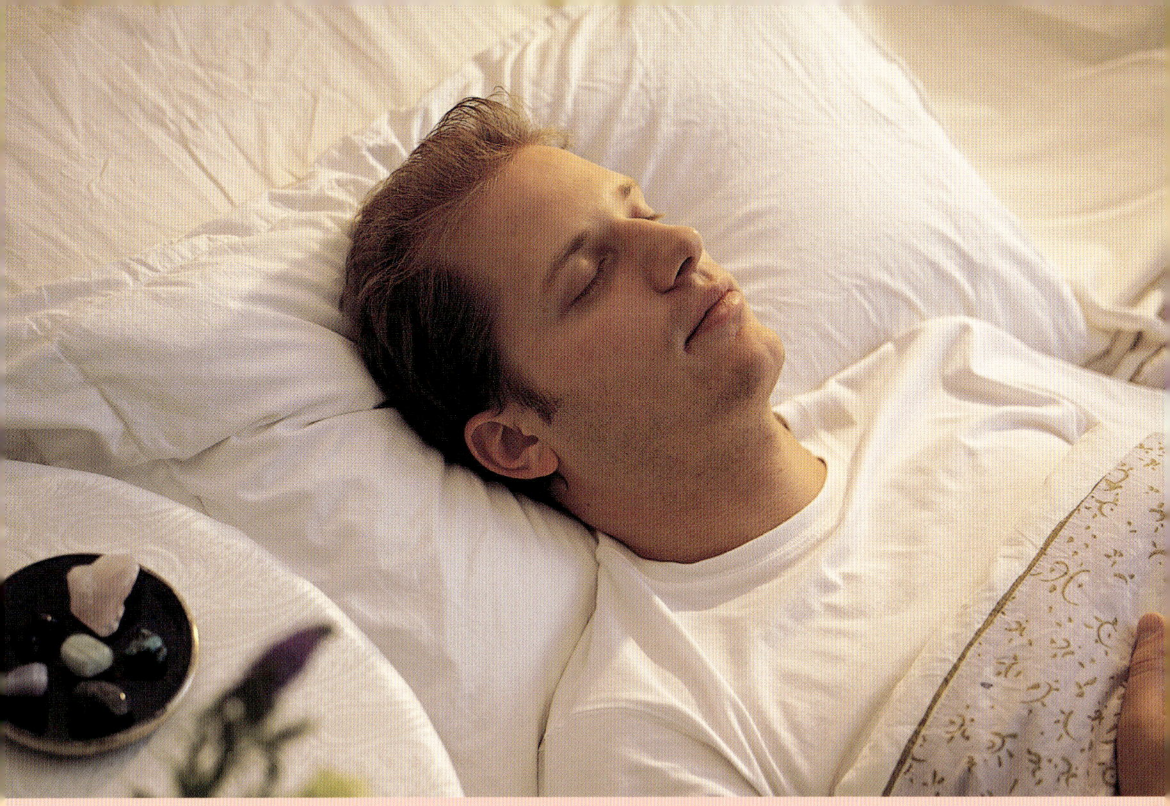

でるそよ風、風の運ぶさまざまなすばらしい香りを想像しましょう。その場面にあらゆる感覚を10分ほど集中してから、現実の世界に戻ります。

■たとえば職場でのトラブルのように、不安感のもとになっている何か特定のことがらがあるなら、その状況をうまく解決するところを視覚化します。

■毎晩寝入る前に、自分がその状況にうまく対処しているところを思い浮かべます。そのことから得られる喜びが体の隅々まで行き渡るにつれ、自信が沸いてくるのが感じられるでしょう。

■この前向きの視覚化を、眠りに落ちる前に少なくとも10回繰り返して、しっかりしたものにします。そして毎晩全行程を、少なくとも1週間にわたって繰り返します。

起き上がる前に

ストレスのもたらす悪影響との闘いは、あなたがベッドを出る前から始まります。目覚ましの音でいきなり飛び起きたりして、乱暴な動きで神経系に衝撃を与えるのは、やめましょう。体と心ができるだけよいスタートを切れるよう、必要なだけ時間をかけましょう。

以下に述べるエクササイズは、自分をたいせつにして慈しむ気持ちを確認するためのものです。幸福感を高め、日々のプレッシャーに対処する力を強化してくれるだけでなく、打撃をしなやかに受け止めるのに必要な肉体的な弾力性も持たせてくれます。

朝のストレッチ

これらのストレッチは、ピラーティスのクラスで行われている代表的なストレッチ法です。ピラーティスは穏やかな無酸素運動タイプのエクササイズで、落ち着いてリラックスした心と調和のとれたよく動く体との組み合わせを作り出すことをめざしています。

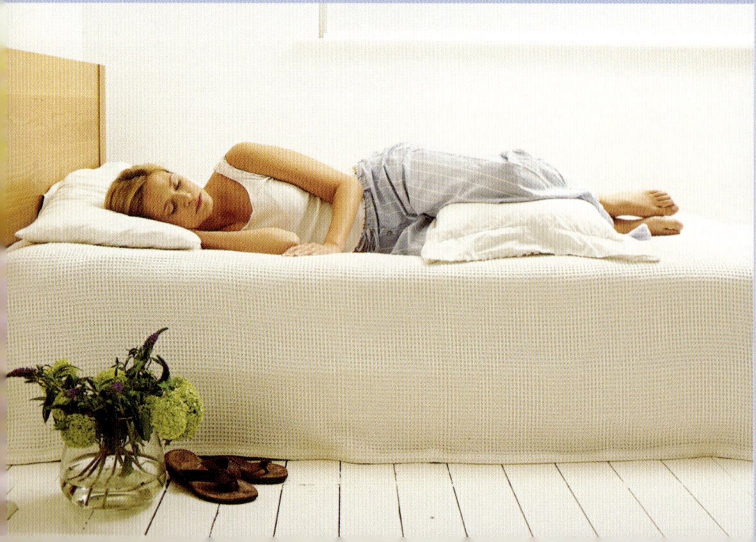

背中の保護

背中のトラブルがある場合は寝るときの姿勢に特に気をつけ、しっかり体を支える固めのマットレスや、首と背骨を一直線に保ってくれる枕を選びましょう。胎児のような姿勢がとりわけ楽です。もし腰痛があるなら、写真のような枕を使って、上側の脚の重さを支えましょう。

腰をほぐす

朝、ベッドから出る前に、この簡単なエクササイズをしましょう。一晩寝たあとの腰のこわばりがひどい場合（夜のあいだの体液のとどこおりが原因であることが多い）には特に効果的ですが、首から背中全体にかけての緊張を取るのにも役立ち、姿勢の改善にもすばらしい効果があります。

（01）上掛けを取り去って、体を自由に動かせるようにします。背中をぴったりつけてあお向けになり、両膝を立てて、少し離します。腹部の筋肉を引き締め、その状態をずっと保ちます。脚を持ち上げて、膝をつかみます。

（02）息を吸い、吐き出しながら右膝をできるだけ胸に引き寄せます。無理に動かそうとしてはいけません。息を吸い、吐き出しながら左ひざを胸に引き寄せます。

（03）また息を吸い、吐き出しながら両膝をできるだけ胸に引き寄せます。この一連の動きを10回繰り返しましょう。

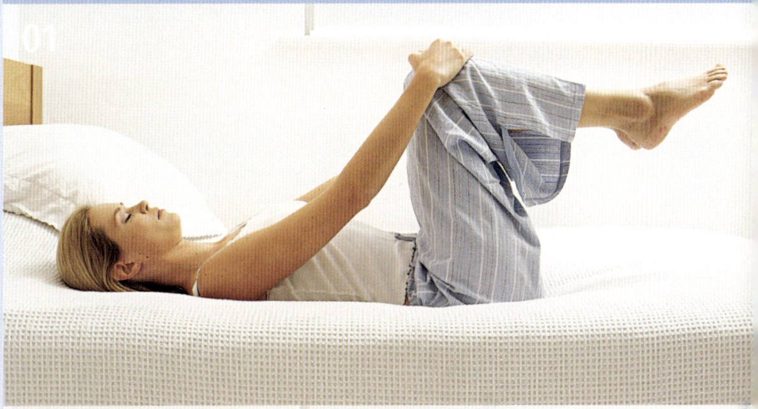

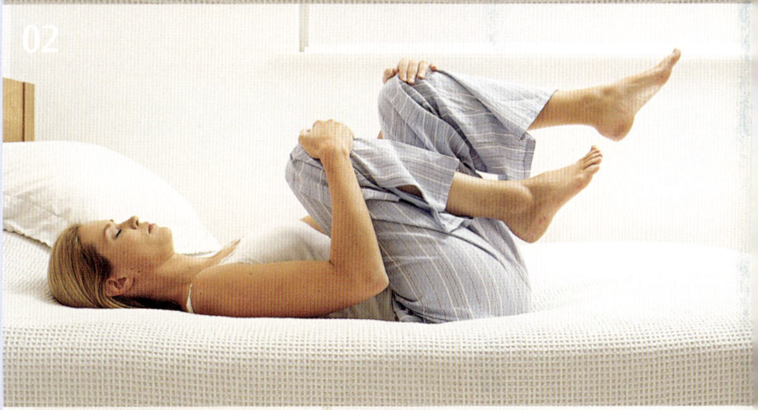

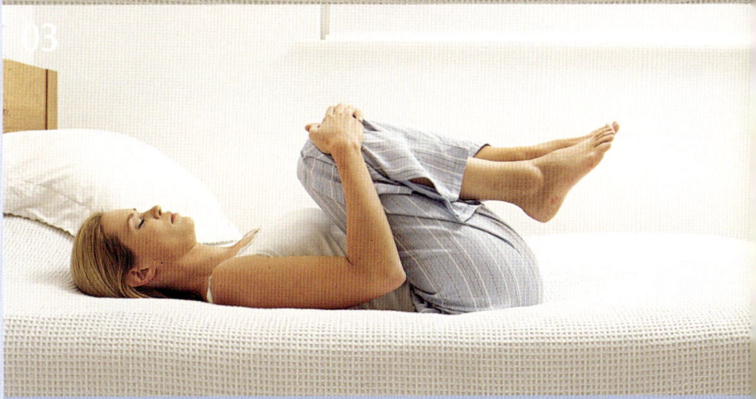

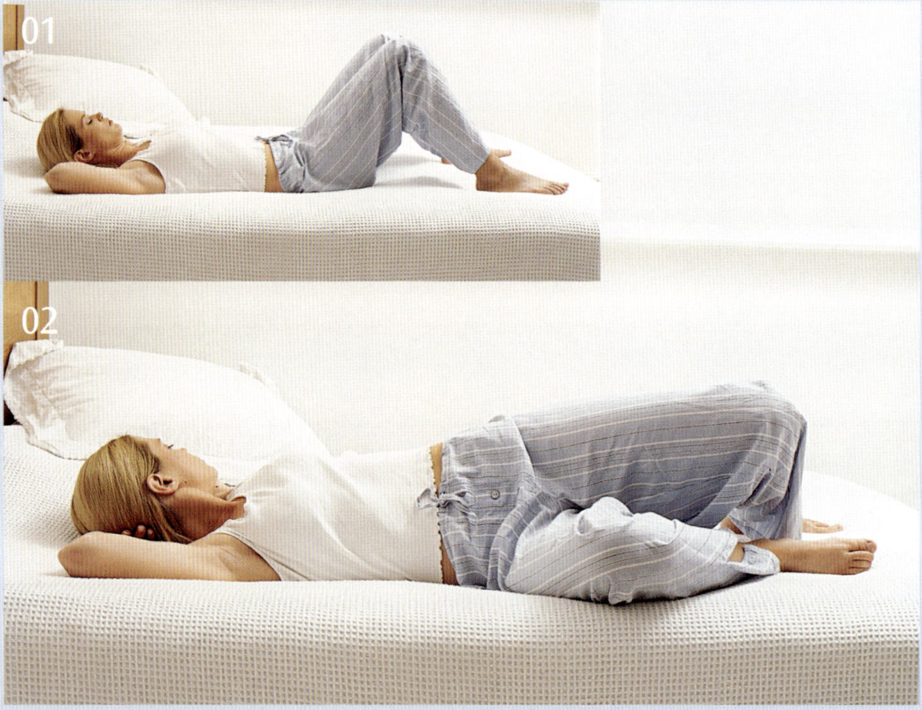

股関節をほぐす

このピラーティスエクササイズは、股関節をほぐし、腰の柔軟性を増すためのものです。腰のあたりにどこか神経過敏な部分がある場合は、充分に気をつけて行いましょう。

(01) 背中をぴったりつけてあお向けになり、両膝を立てて肩幅に開きます。足は床（ベッドの場合はマットレス）に平らにおきます。

(02) 息を吸い、吐き出しながら両膝を右にできるだけ深く倒します。左の殿部がわずかに持ち上がるくらい、しっかり倒します。膝を右に倒すと同時に顔を左に向けます。息を吸い、吐き出しながら膝と顔をまた中央に戻します。左側についても、同じ動きを繰り返します。このエクササイズを片側5回ずつ、計10回繰り返しましょう。

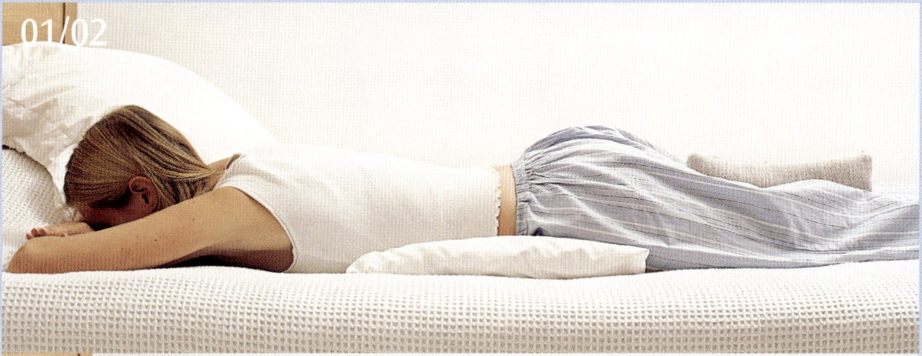

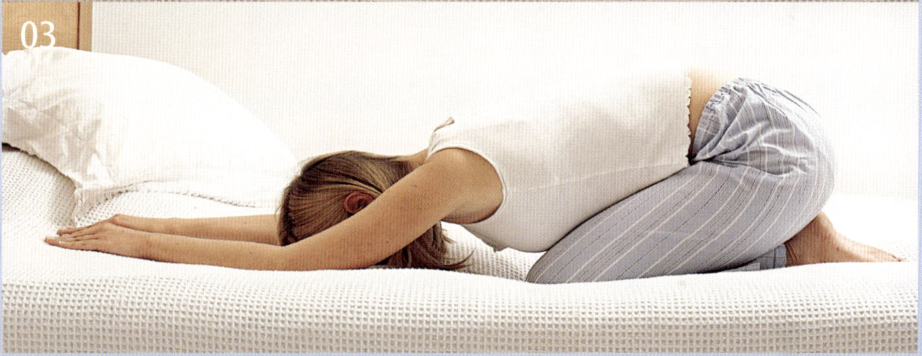

筋肉のしなやかさと姿勢

腹筋を強化し、腰椎を伸ばすことによって、姿勢を大幅に改善することができます。

(01) ベッドにうつぶせに寝て、太もものあいだに小さなクッションを挟み、胃のあたりを標準サイズの枕で支えます。写真のように顔を腕に載せるか、もしそのほうが楽なら横に向けます。

(02) 息を吸い、吐き出しながら、クッションに意識を集中して殿部の筋肉を引き締めます。脚は動かさないようにします。筋肉をゆるめ、そのまま少し休みます。

(03) 枕とクッションをはずし、両膝を胸の下に引き寄せます。両手を前に伸ばします。完全にリラックスできたと感じるまで、この休息姿勢を保ちます。

瞑想テクニック

瞑想にはいろいろな形がありますが、その多くは旅——霊的な成長と啓発の場への内なる巡礼の旅——の第一段階として、心をからっぽにすることを求めます。そうはいっても、寝苦しい夜のあとでは、煩わしい考えを追い出して心をからっぽにせよというのは無理な注文かもしれません——不眠はストレスレベルの上昇に伴ってよくみられる症状です。その点、視覚化と呼ばれるタイプの瞑想はずっとやりやすいうえ、静かで落ち着いた一日のスタートをもたらすことにかけては、同じように効果的です。

視覚化はふつうの瞑想法よりも気軽に行えます。心をからにするのではなく、こうあってほしいという好ましいイメージで満たすのです。たとえば、仕事上することになっているだいじな会議や面談、プレゼンテーションに果敢に取り組めたらと思っているかもしれませんね。それとも、友人との口論や苦手な同僚との仕事上の対立をうまく解決して、いい結果が得られたところを視覚化しましょうか？　もちろん、それほど具体的でなくてもかまいません。ただ心の平和と落ち着きを取り戻すことを望んでもいいわけです。

肝心なのは、正しい呼吸法を身につけることです。ゆっくり息を吸い、肺が空気で満たされるにつれ、胸郭が広がるのを感じ取りましょう。数秒間息を止めてから、息を吐き出し始めます。このときも、充分時間をかけて、完全に肺をからにします。次に吸う前に、数秒間息を止めます。こうして呼吸に注意を集中し続ければ、1分か2分で、緊張が取れてリラックスした、穏やかな心境になっているでしょう。では、右のやり方にしたがって視覚化をしてみましょう。あなたの状況に合わせて、形を多少変えてもかまいません。

心を静める瞑想

これはとても融通性のある瞑想法です。ベッドから出る必要さえないので、目が覚めたらすぐに始めることができます。

■ベッドに起き上がって楽な姿勢で座るか、横になったままリラックスします。目を閉じ、左記のようにして自然に息を吸ったり吐いたりします。左手を右の脇の下に、右手を左の脇の下にあてて、自分を抱きしめます。

■安らかな感覚が内部から湧き上がってきますので、その感覚に意識を集中します。それがあなたの全存在を満たすに任せ、眠りをじゃました煩わしい考えは脇に押しのけます。息を吸ったり吐いたりするスムーズな流れのほかは、何ものも入ってくる余地がないようにするのです。

■朝の慌しい日課が許すかぎり、できるだけ長く、この状態にとどまりましょう。少なくとも10分は確保したいものです。

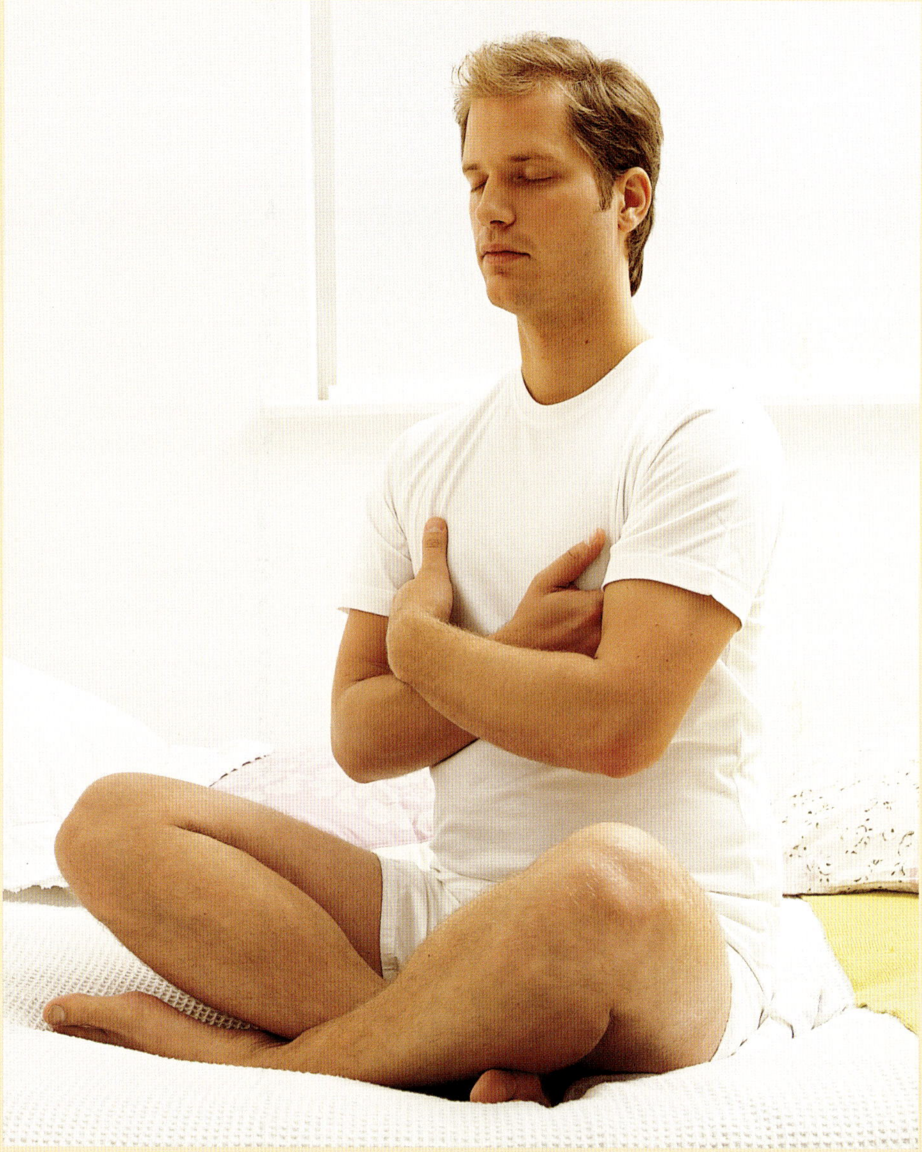

太陽礼拝

この一連のヨーガの動きはスーリャ・ナマスカーラすなわち太陽礼拝と呼ばれ、毎日行えば体を柔軟にし、強くしてくれます。健康でリズミカルな呼吸も促進し、緊張や不安の解消にも役立ちます。ただし、高血圧の人は頭を心臓より低くしないように。

どの姿勢も次の姿勢になめらかにつなげて、流れるような動きで行います。といっても、達人のようにやらなければと思う必要はありません。下と次ページのポーズをできるだけ忠実にまねるだけで充分です。

動きの順序

(01) 両膝両足を合わせ、祈りのポーズで立ちます。息を1回吸って吐き、呼吸を整えます。

(02) 息を吸いながら、腕を高く上げ、腰から上を反らします。

(03) 息を吐きながら、上体を前に倒し、両手を床につけます。必要なら膝を曲げてかまいません。

(04) 息を吸いながら、片方の脚を後ろに伸ばして「ランジのポーズ」に移ります。できれば背中を反らし、あごを上げて、上を見あげます。

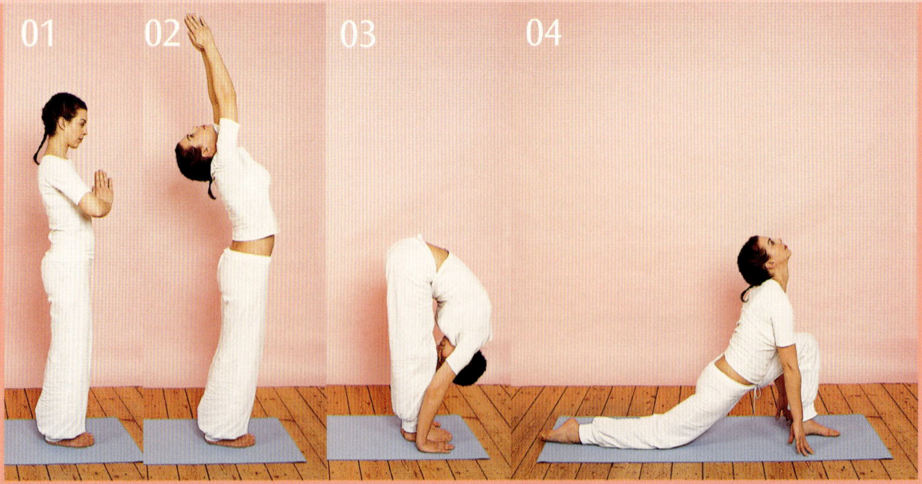

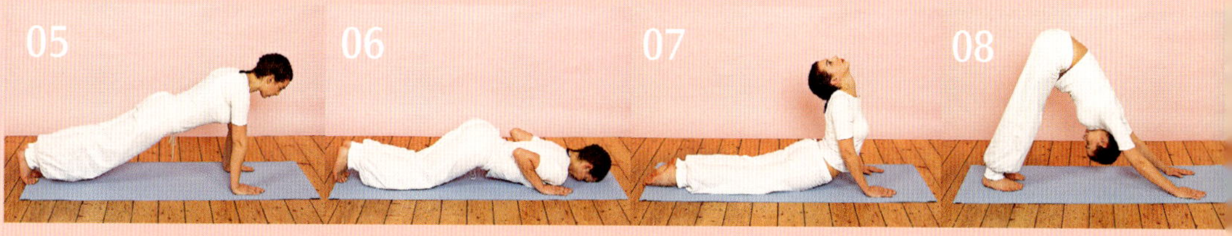

(05) 息を止めながら、もう片方の脚も後ろに動かして「板のポーズ」をとります。

(06) 息を吐きながら、膝を床におろし、胸と額も徐々におろします。

(07) 息を吸いながら、腰を床につけ、背中をできるだけ大きく反らします。あごを上げ、上を見あげます。

(08) 息を吐きながら、つま先を内側に入れて腰を上げ、「犬のポーズ」になります。

(09) 息を吸いながら、片足を前方に振り出して、両手のあいだに置きます。これは(04)と逆の形になります。

(10) 息を吐きながら、もう片方の脚も前に出して立ち、ステップ03のようにウエストから体を二つ折りにします。

(11) 息を吸いながら、ステップ02のように、腕を上げて腰から上を反らします。

(12) 息を吐きながら、ステップ(01)のような立った祈りのポーズにゆっくりと戻ります。
脚を替えて、一連の動きを少なくとも3回繰り返しましょう。

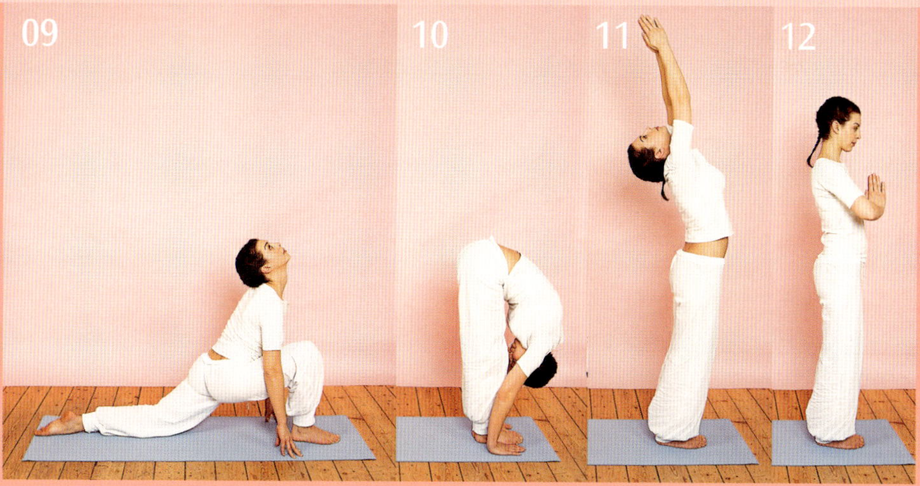

鼻を頼りに進む

先進国での10大死因のうち3つに、ストレスがリスク因子として顔をのぞかせています。ストレス撃退戦略の一部として、アロマセラピーのエッセンシャルオイルの効果にもっと注目してもいいのではないでしょうか。こういったオイルはそのときどきの危機をくぐりぬけるのを助けてくれるだけでなく、ストレスのもたらす慢性的なゆううつ状態と闘うのにも効果があります。

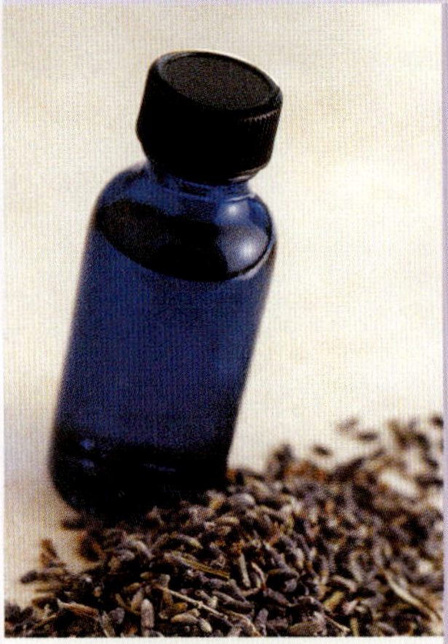

エッセンシャルオイルを使ってみましょう

エッセンシャルオイルの効果を体験するのにいい方法のひとつが、数滴をオイルバーナー(右下写真)で温めること。水と混合されたオイルが底部のキャンドルで温められて、水が蒸発するにつれ、オイルの芳香も一緒に空気中に発散します。濃縮オイルの瓶から直接香りを嗅いでもいいのですが、強烈すぎるものもあるので、注意が必要です。電球の上部にリングバーナーをはめこんで、電球の熱で少量のオイルを蒸発させることもできます。水蒸気でオイルを拡散させる気化器もありますが、霧吹きを使うほうが好きな人もいます。まず霧吹きに水をいっぱいに入れ、推奨されたブレンドのオイルを推奨された量だけ加えてよく振り混ぜ、スプレーします。キャリアオイルと混合すればマッサージに使えるようになるエッセンシャルオイルもあります。

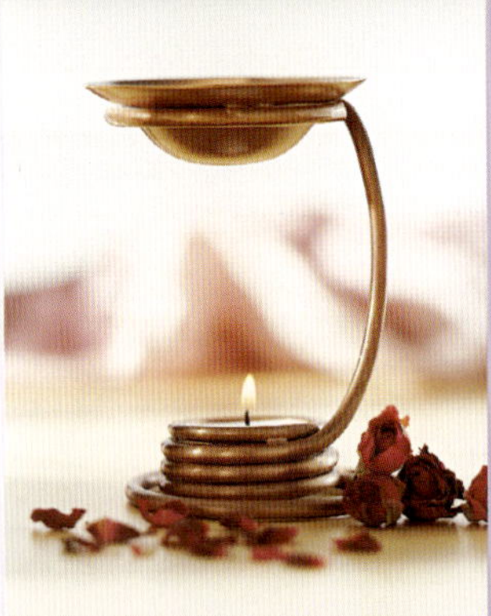

ストレス緩和効果の高い代表的なエッセンシャルオイル

ストレスに関連してよくみられる緊張や不安、慢性的な精神疲労をやわらげるには、次のエッセンシャルオイルを試してみましょう。

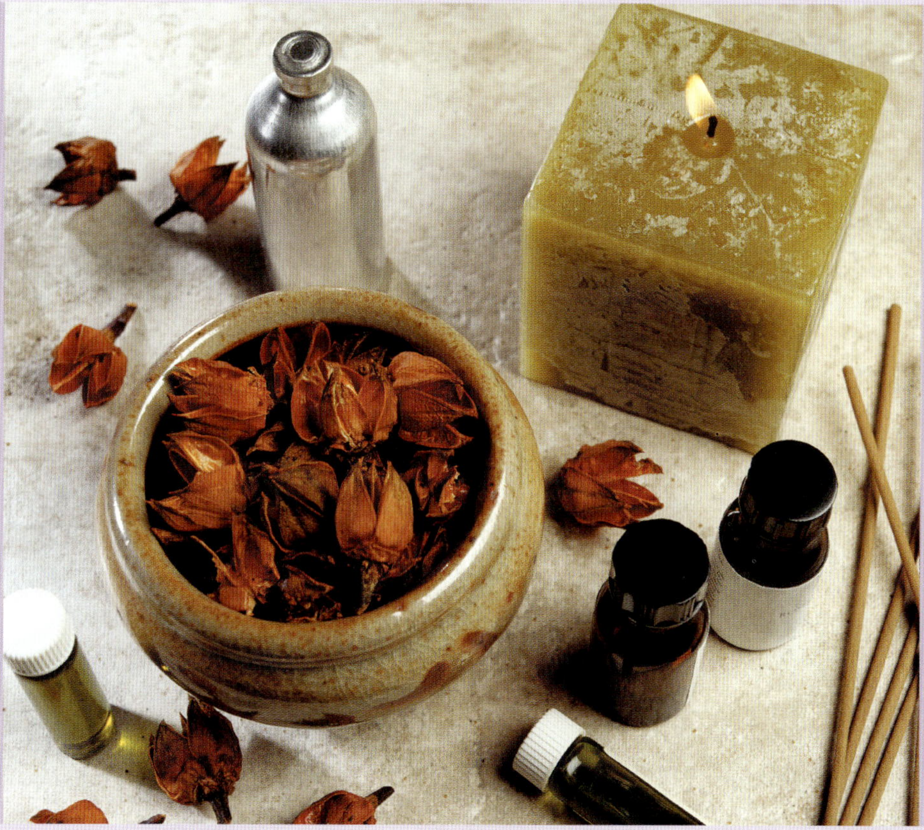

■スイートマジョラム――不安をやわらげる。
■ラベンダー――リラクゼーションとストレス緩和に効果がある。
■ローズマリー――集中力を高める。
■ジュニパーベリー――怒りや不安を静める。
■ゼラニウム――ストレス感や不安をやわらげる。

■カモミール――ストレス感をやわらげる。
■クラリセージ――リラクゼーションを助ける。
■サンダルウッド――不眠と抑うつを軽減する。

症状ごとのお薦めオイル

アロマセラピーで効果の期待できるストレス関連障害にはさまざまなものがあります。

■神経の緊張――神経の調子を整えリラックスさせるオイルには、バジル、ベルガモット、シダーウッド、カモミール、シナモン、フランキンセンス、ゼラニウム、ラベンダー、ネロリ、イランイランなどがあります。
■不安や懸念――鎮静効果のあるオイルとして、シダーウッド、サイプレス、ゼラニウム、ジュニパー、ラベンダー、メリッサ、ネロリ、ローズ、タイム、イランイランなどがあります。
■自尊心の低さ――安心感を与え元気づけてくれるオイルには、キャラウェー、シダーウッド、フェンネル、ジンジャー、ヒソップ、ジュニパー、ローレル、パイン、ローズマリー、ティーツリー、タイムなどがあります。
■怒り――怒りを静めるオイルには、ベルガモット、カモミール、グレープフルーツ、ラベンダー、ローズ、ヤロウなどがあります。
■不眠――神経を静めリラックスさせるオイルには、バジル、カモミール、ラベンダー、マンダリン、マジョラム、メリッサ、ネロリ、ローズ、サンダルウッド、タイム、イランイランなどがあります。
■抑うつ――安心感を与え気持ちを明るくするオイルには、バジル、ベルガモット、カモミール、クラリセージ、グレープフルーツ、ラベンダー、メリッサ、ネロリ、オレンジ、ローズ、サンダルウッド、タイム、ヤロウ、イランイランなどがあります。
■人間関係――平静で友好的な態度のためのオイルとして、キャラウェー、フェンネル、ゼラニウム、ジンジャー、ジュニパー、ラベンダー、マジョラム、ネロリ、パチョリ、ペパーミント、ローズ、イランイランなどがあります。
■神経疲労――神経の調子を整え落ち着かせるオイルには、バジル、シナモン、シトロネラ、コリアンダー、ジンジャー、グレープフルーツ、ヒソップ、ジャスミン、ラベンダー、レモングラス、ペパーミント、ナツメグ、ローズマリー、イランイランなどがあります。

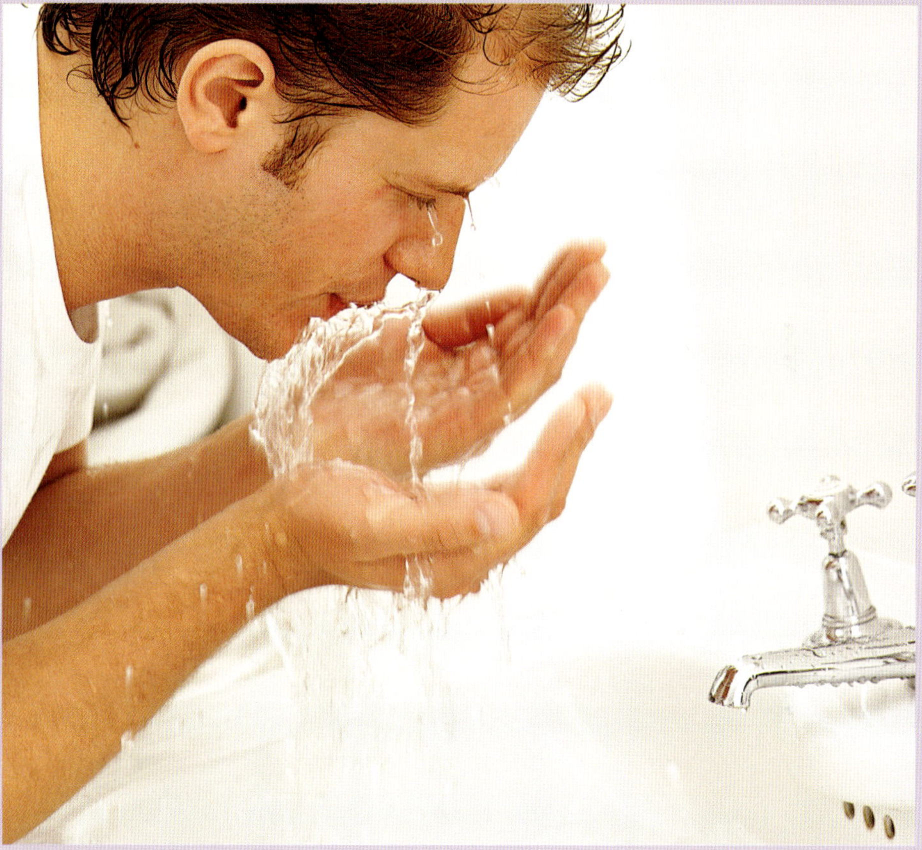

冷水療法？

最新の研究によれば、朝の冷水浴や冷たいシャワーといった簡単な応急手当で、ストレスレベルを下げることができそうです。被験者の手を冷水につけさせながら矢継ぎ早の質問を浴びせる実験をしたところ、冷水には、頭の回転を速くし、ストレスレベルをかなり引き下げ、体の代謝速度を上げる効果のあることがわかりました。

朝食

あらゆる本能が、食べものと体の健康とのあいだには直接の強固な関係があると私たちに教えてくれます。けれども、食べものと心の健康の関係となると、それほどの確信は持てないかもしれませんね。

体が過度のストレスに苦しんでいるときには、ある種の栄養素に対する要求量が変わります。免疫系の変化(p.14を参照)に伴って、食物に対する過敏性も一般に現われやすくなります。体に対するプレッシャーをやわらげるため、精製された(高度に処理された)炭水化物で一日のスタートを切るようなことはやめ、代わりに繊維質に富む食品を食べるようにしましょう。ストレスが体によけいな負荷をかけるので、ビタミンB群(特にリボフラビン)、ビタミンC、ビタミンEならびにカルシウム、亜鉛、カリウム、マグネシウム、リンの必要量も増します。

朝、起きぬけの倦怠感がどうしても振り払えず、悲観的でゆううつな考えを追い出すだけの元気もエネルギーもかき集められない——そんなときは、さらにビタミンB群(特にパントテン酸、B_{12}、葉酸)に富む食品を追加し、鉄分に富む食品を増やすことを考えてみましょう。この食事は月経前症候群や貧血の症状にも有効です。それでも疲労感が抜けなかったり悪化したりした場合は、医師に相談しましょう。

食品チェックリスト

朝食にお薦めの食品

■柑橘類
■柑橘類のジュース
■バナナ
■ドライフルーツ
■豆類
■ナッツ
■柑橘類の花やニワトコの花、カモミール、レモンバームなどのお茶
■全粒粉シリアル
■全粒粉パン
■牛乳
■卵
■ニシン
■燻製ニシン

朝食に好ましくない食品

■コーヒー
■お茶
■コーラ
■ココア
■砂糖
■塩
■精製炭水化物

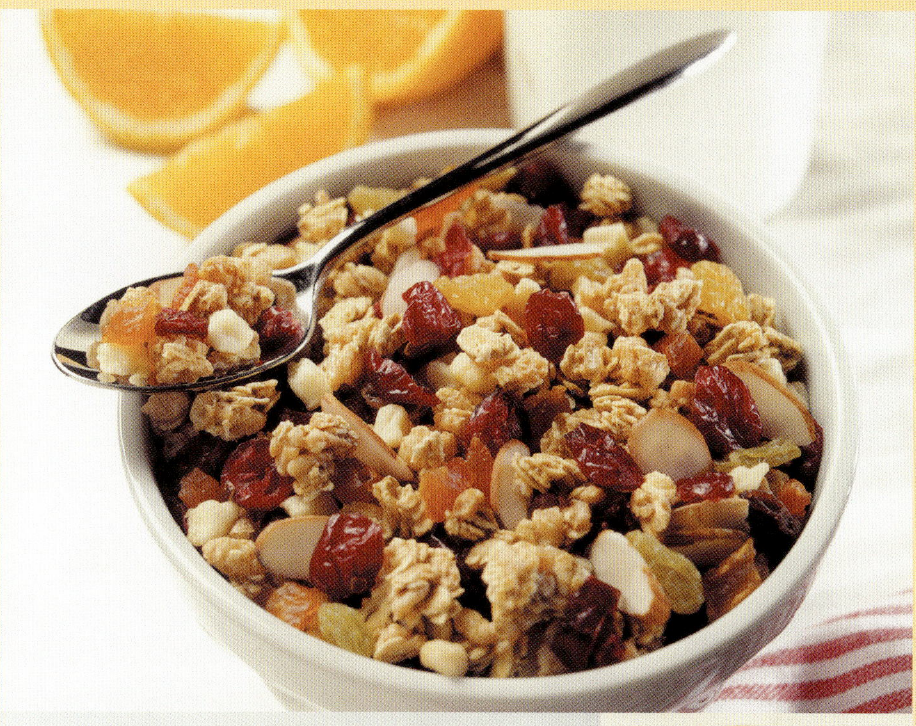

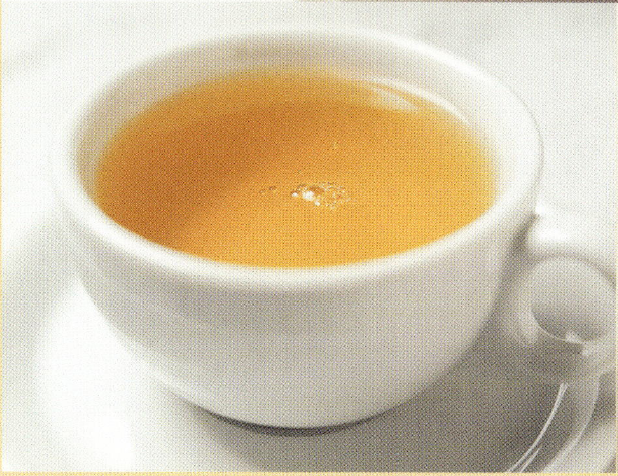

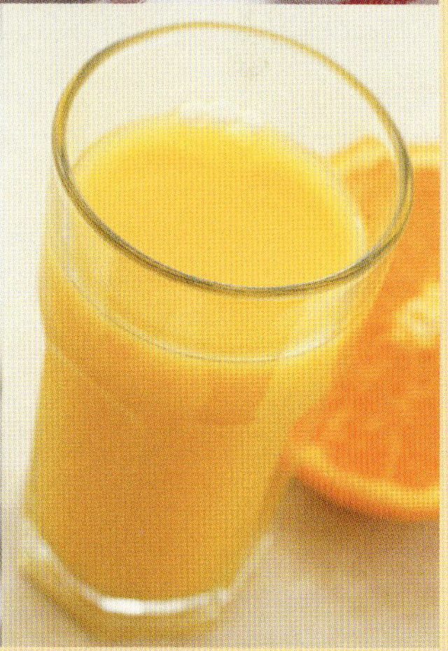

NLP（神経言語プログラミング）

NLP（Neuro-linguistic Programming）すなわち神経言語プログラミングはすぐに効果の現われるテクニックで、1970年代にアメリカ人のリチャード・バンドラーとジョン・グリンダーによって開発されました。NLPのセッションは、あなたがどのように周囲の世界を体験し理解しているか、事件をどのように認識しているかを明らかにし、問題意識や行動パターンに変化をもたらすテクニックを身につけるのを助けるよう、デザインされています。あなたの過度のストレスの原因となっている、最近出現したと思われる状況に対しては、次のようなやり方を用います。

■その状況を心のなかで再現し、できるだけ細かいところまで思い出します。そして、ほかの人たちがどのような反応を見せたか――ボディーランゲージ、ジェスチャーなどに特に注意を払います。
■第一段階で得られた洞察をもとにもう一度状況を再現し、今度はほかの人たちの視点から体験します。その人たちの心にはどんな考えが浮かんでいたか、どんな感情を抱いたか、想像してみます。
■最後に、自分を客観的な観察者だと想像しながら、その場面をもう一度思い浮かべ、新たに気づいたことがあれば書き留めます。

これをするにはほんの数分しかかかりませんが、気を動転させるような状況を新たな視点から見直すきっかけを与え、家庭や職場で接する相手にもっと深い理解と共感を持てるようにしてくれるという点で、有益なプロセスといえます。

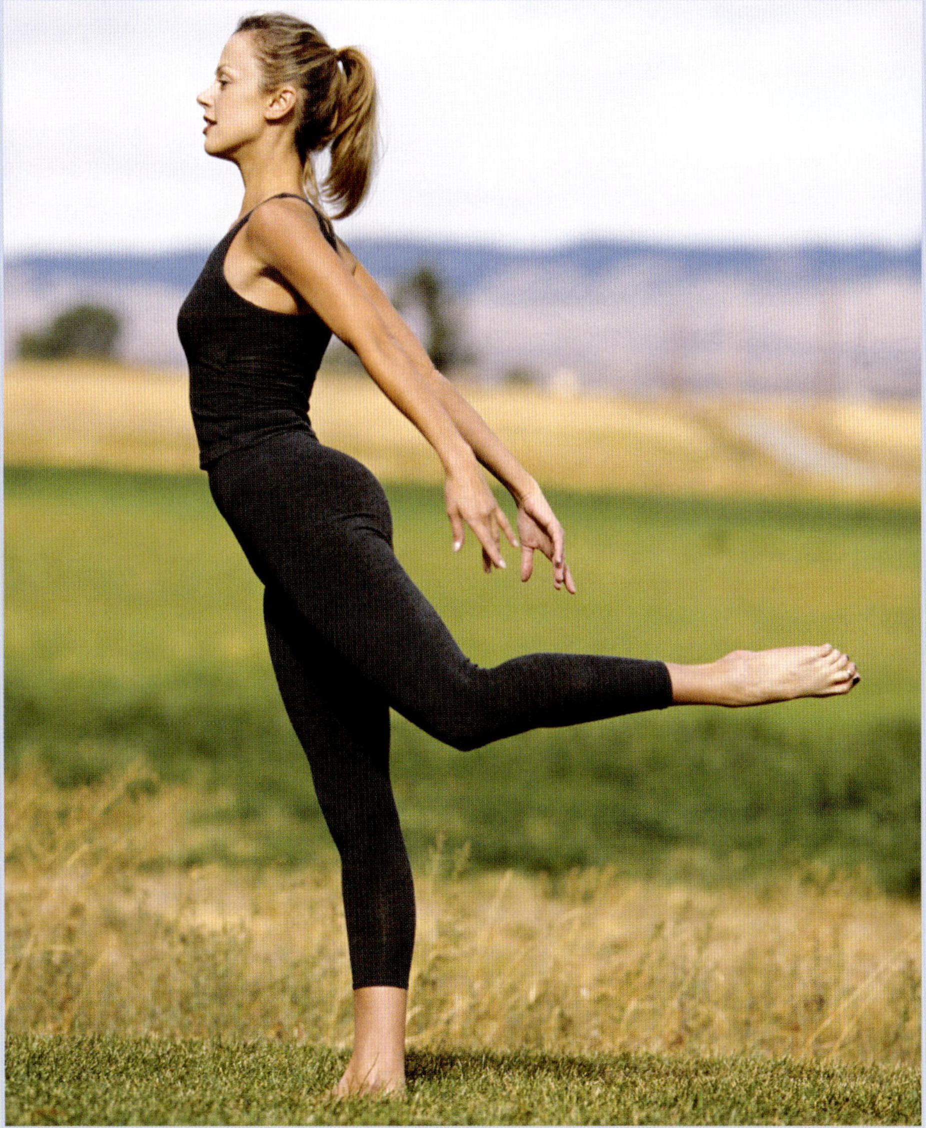

集中瞑想法

仕事にとりかかる前に、ぜひ時間をみつけてこの簡単な集中瞑想法をやってみてください。あなたをあなた自身にしっかり結びつけ、この場所この瞬間への集中度を高めるよう、デザインされています。集中によって、深い静謐感がもたらされ、パニックや不安、困難な状況に対処する力が増します(p.48も参照)。

■楽な姿勢で座り、目を閉じます。ゆっくり息を吸い、肺が空気で満たされるにつれ、胸郭が広がるのを感じ取ります。数秒間息を止めてから、吐き出し始めます。やはり時間をかけて、完全に肺をからにします。次の息を吸う前に、数秒間息を止めます。こうして、1分か2分、呼吸に意識を集中します。

■注意を足と脚に移し、床や椅子に触れている部分がどのように感じられるかを意識します。殿部と座面との接触も感じます。

■骨盤というしっかりした土台から背骨が立ち上がっているのを感じ取ります。背骨を上へ上へとたどりながら、胴体、腕、肩、背中、首、頭を意識します。筋肉や関節の緊張に出会ったら、それぞれリラックスさせてから、次に進みます。

■顔とあごまで来たら、どこにも緊張が残っていないことを確認して終わりにします。最初のステップでやったように、注意を1分か2分、再び呼吸に戻します。

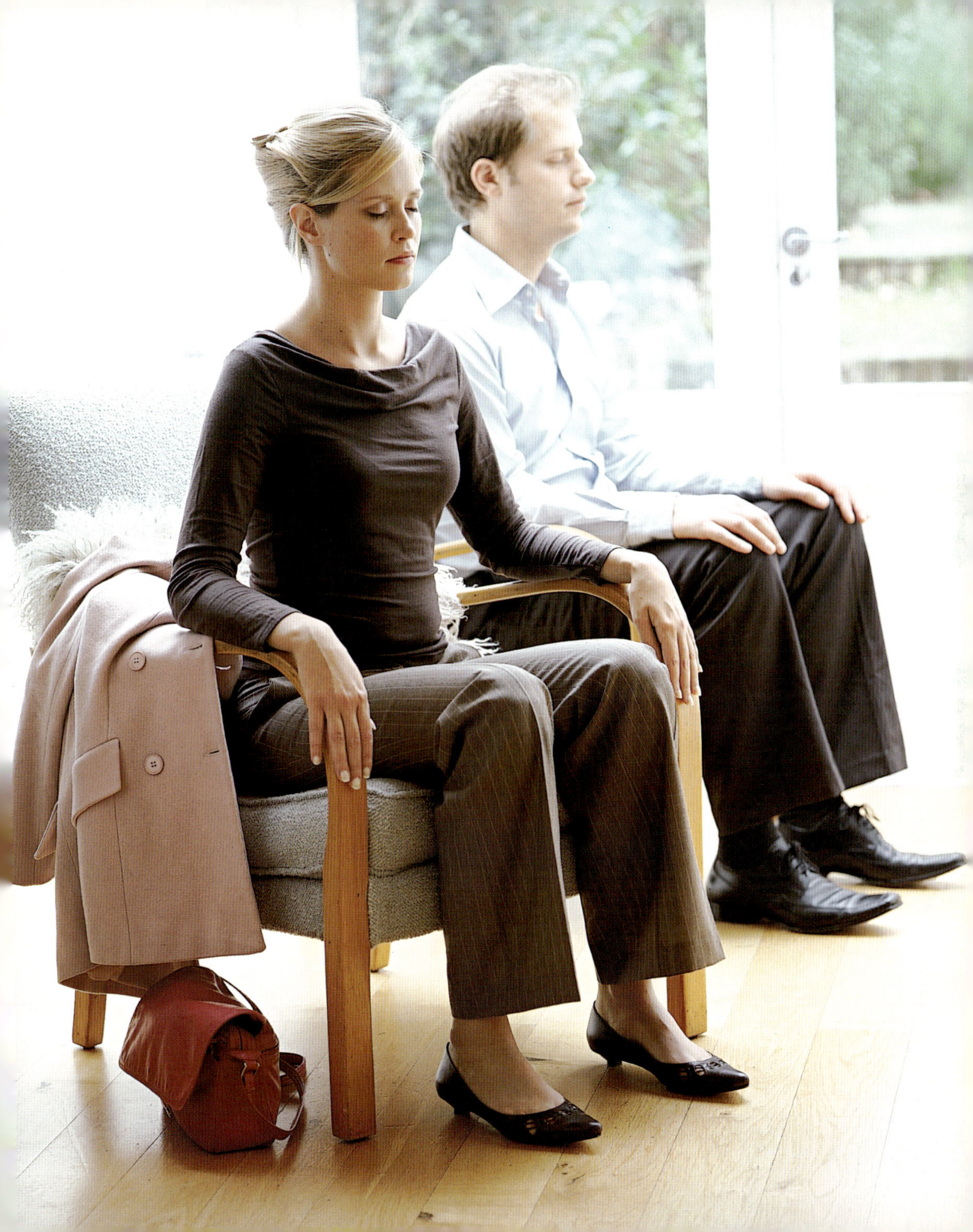

第3章

ストレスのない移動

A地点からB地点に行くことは、たいていの人にとっては単に場所を移るだけの、どうということのないできごとにすぎません。けれども、輸送の進歩や広域化に伴い、私たちは仕事でもレジャーでも、ますます遠くへの移動にいやおうなく引きずり込まれるようになっています。その結果、移動そのものがストレスをもたらす体験となることが、しだいに珍しくなくなってきています。

移動は人によってさまざまな反応を誘発します。たとえば、あなたは職場への朝夕の行き帰り、ラッシュアワーに巻き込まれますか？　もしそうなら、不潔で混雑した遅れがちのバスや電車で毎日もみくちゃにされて、やり場のない怒りが溜まっているとしてもふしぎはないでしょう。それともあなたの毎日の苦行は、マイカーのハンドルを握り締め、交通渋滞や道路工事、車の故障、ほかのドライバーの攻撃性やマナーの悪さとなんとか折り合いをつけていくことでしょうか？　通勤には、片道90分もかかることも珍しくはありません。帰りもまたそれだけの時間を取られるのです。これは週に15時間——実に2日分の労働時間に匹敵します。

公共交通のうんざりするような現状をくよくよ考えるより、何かおもしろいものでも読んで時間をつぶしたらどうでしょう？　先延ばしにしていた参考資料の検討に手をつければ、勤務中の負担を少しでも減らせます。業界誌や新聞を読んで最新のニュースや噂を仕入れてもいいでしょう。マイカー通勤の場合も同じです。ハンドルを握ってむだに過ごす時間を思ってイライラするかわりに、心を静めるアロマセラピーの香気とお気に入りの曲の心なごむ調べで車内を満たすこともできるのです。もちろん、車外の音が聞こえないほど大音量にしては、危険に気づくのが遅れてしまいますが。

もし飛行機での旅を予定しているのなら、飛ぶことに対して多くの人が感じているとても深刻な不安をやわらげるためのアドバイスも、ぜひ参考にしてください（p.72〜5を参照）。

日々の苦行

仕事日で一番いやなことは何ですか？　もし100人にそう尋ねたとしたら、断然多い答えは……毎日の通勤となるでしょう。

順調かと思えばぴたりと止まる、予測のつかない交通渋滞には、ほんとうにイライラさせられるものです。全然姿の見えないバスを道ばたで半ばあきらめながら待つのも、実に気の滅入る経験です。それとも、あなたの血圧を急上昇させているのは、不潔だったり、超満員だったり、遅れたりする列車でしょうか？　何であれ、そういう事態に対して、あなたには何かしらできることがあるはずです。

スケジュールを変える

まず、朝、家を出る時間を変えることを検討してみます。それによって、ストレスのもととなっている事態を避けることができるかもしれません。

たとえば、たまには30分早くあるいは遅く、家を出てみましょう。交通量がずいぶん違うはずです。バスもスムーズに走れるうえ、乗客も少ないというおまけも期待できます。それに、駅に30分早くあるいは遅く着くということは、座っていけるかもしれないということです。つり革にぶらさがって揺られて行かなくていいというだけでも、だいぶ気持ちにゆとりが生まれるでしょう。

職場の人事部に、フレックスタイムで働けないかどうか、始業と終業の時間をほんの少しずらせないかどうか、相談してみましょう。あなたが何かのチームの一員で、特定の時間に仕事をすることがどうしても必要というのでないかぎり、融通をきかせてもらえるかもしれません。

勝利の呼吸

ヨーガの呼吸法にウジャーイ、つまり勝利の呼吸と呼ばれる呼吸法があります。簡単なうえ、ストレスレベルの引き下げにとても効果があります（p.72～94も参照）。

- ■習得するまでは座って練習する必要がありますが、慣れればどんなところでもできます。車で走り出す前にしてもいいでしょうし、バスに乗っているときや列車のつり革につかまっているときにもできます。
- ■鼻から深く息を吸いながら、この動きを声門の筋肉でコントロールします。これによって、スースーという独特の音が出ます。
- ■次に、声門の周りの筋肉を収縮させながら、鼻から非常にゆっくりと息を吐きます。今度はゴーゴーという音になります。
- ■この吸っては吐く動作を6回繰り返します。次にふつうの呼吸を6回します。これで1サイクルとなります。これを4回行います。

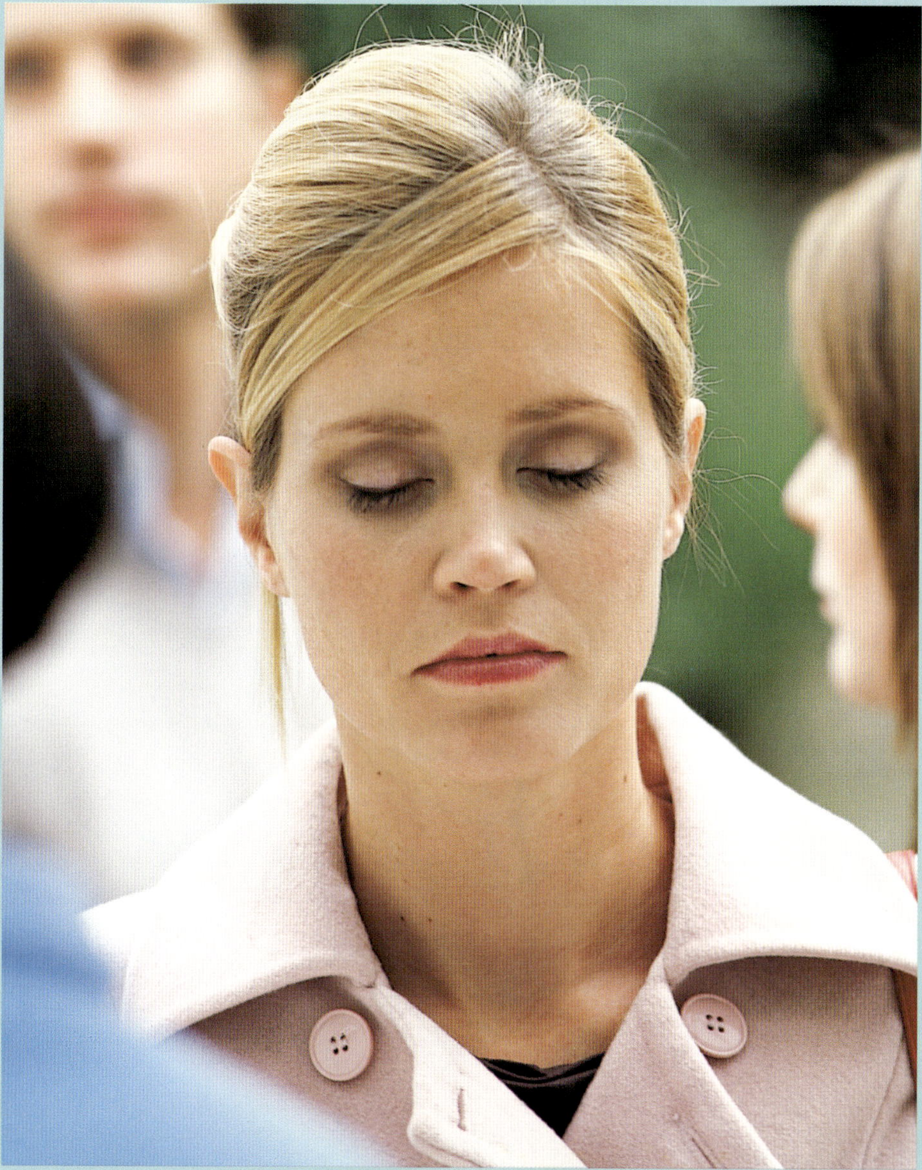

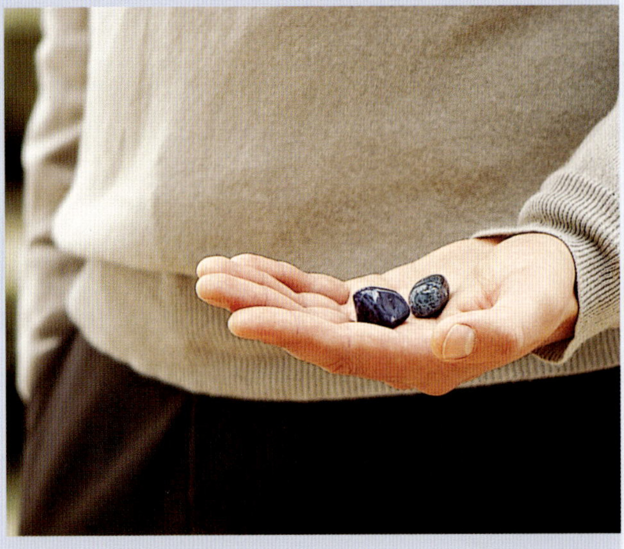

クリスタルの鎮静パワー

アクアマリン、トルマリン、グリーンカルサイトなど多くのクリスタルが、通勤という毎日の苦行中のストレスをやわらげ、心を静めるのに役立ちます。けれども、精神的にもっと統制がとれていると感じたいなら、アメジストをいくつかポケットに入れておくといいでしょう。コントロールを失いそうになったらいつでも、それを掌に取り出して、あなたを保護するオーラが大きく広がるのを感じましょう。

いつものやり方を変えてみる

もし交通渋滞がゆううつの種なら、公共交通機関に変えることを考えてみるべきでしょう。マイカー通勤の安全性やプライバシー、快適さは確かに貴重ですが、損得を秤にかけて、自分にとって何が一番いいかを考える必要があります(p.68～71を参照)。職場へわが身を運ぶ責任を誰かほかの人に委ねることで、出勤途中に資料に目を通したりレポートの下書きをしたりする時間が持て、忙しいスケジュールの重圧を少しでも減らすことができます。でなければ、好きな読書にふけったり、パーソナルステレオで音楽を聴いたり、静かに瞑想したりしてもいいでしょう。

マイカー通勤でありがたいと思っている点と、こうむっている不利益とを書き出してみましょう。次に、使ってみてもいいと思う公共交通機関について、同じように利点

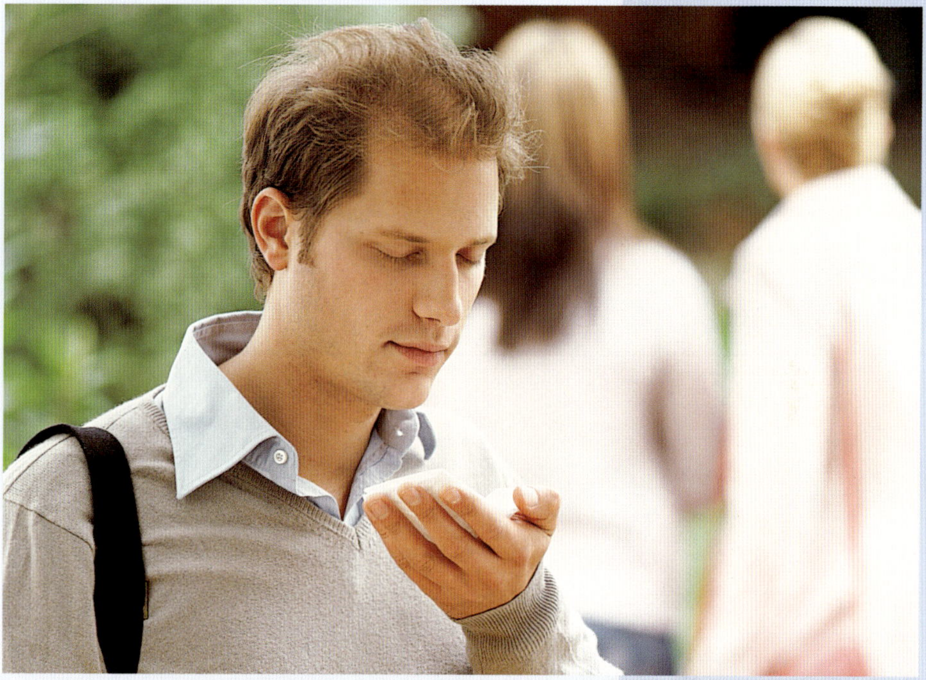

と欠点の表を作ります。ふたつを比較検討して、どちらを選ぶか決めましょう。

車で通勤する習慣を完全にやめてしまうことができないなら、カーシェアリングを試してみるのも手です。そうすれば、たとえば1週おきくらいに、運転を誰かに任せてゆったりと腰かけ、リラックスできます。職場の掲示板に張り紙をして、近くに住んでいてカーシェアリングに興味を持ちそうな人を探しましょう。

交通混雑を避けるもうひとつの手は、歩くか自転車を使う方法です。どちらも環境には一番負担が少ない方法ですし、いい運動にもなって、ストレスに伴う症状を少しでも軽くするのに役立つことでしょう（p.32〜37を参照）。

安心感を与えてくれる香り

もし不安感や絶望感が高じてパニックになりやすいたちなら、次のようなアロマセラピーの処方を試してみましょう。

- ラベンダーオイル3滴とローズオイル2滴を茶さじ1杯のキャリアオイルと混合する。
- それをティッシュかハンカチにしみ込ませ、不安感が高まってきたらすぐに、香りを深く吸い込む。

運転中

車を運転するなら、特に通勤のために朝夕のラッシュアワー時に運転をしているなら、それがどんなにフラストレーションのたまる、ストレスのもととなる経験か、よくご存じのことでしょう。運よく道路工事や信号機の故障にひっかからなくても、ほかのドライバーたちの出す騒音や排気ガスは避けることができません(p.22～23を参照)。緊張とストレスのあまり頭痛がしてくるのは、よくあることです。

運転中のイライラに対処する

こういった日常的な問題ばかりではありません。ヘッドライトを煌々とつけた車にぴったり後につかれたり、車線変更で無理やり割り込まれたりして、思わずカッとなった経験は誰にでもあるのではないでしょうか？　すでに家

緊張をゆるめる

(01)ほんの1分もあればできる簡単な方法です。頭の後ろで両手の指を組み合わせ、掌で頭を包み込むようにします。

(02)手の力を抜き、その重みで頭が前に下がるようにします。15～20秒そのままにしてから、息を吐き、肺から空気をすべて出します。再び頭を起こし、ふつうに呼吸します。数回これを繰り返して、首と背骨が引き伸ばされた感じを味わいます。

01

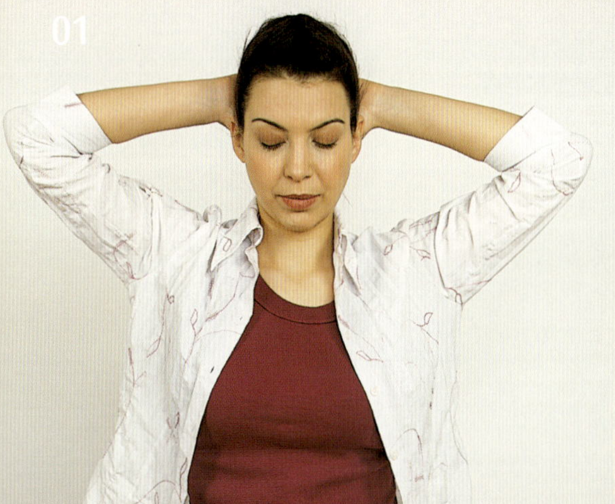

02

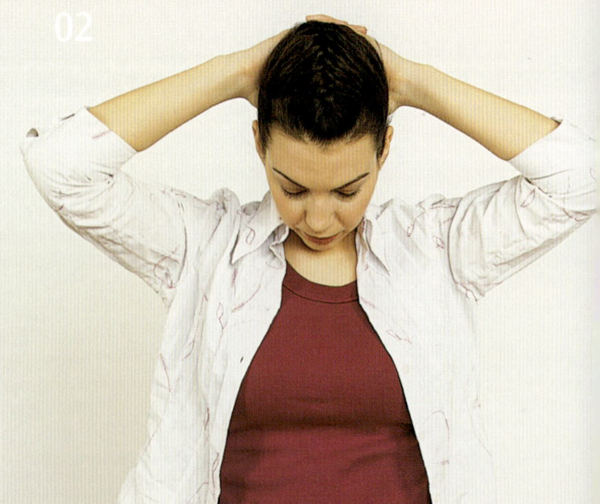

庭や個人的なこと、あるいは仕事がらみのストレスを抱えているところにこのようなできごとが重なったのでは、運転は冗談抜きに危険な活動になりえます。

そういったイライラのきざしには早い段階で気づくように、ふだんから心がけましょう。運転時のこの現代特有の精神状態は極度の怒りと敵愾心を特徴としていて、仕返しをしてやらなければという思いに結びつきやすいのです。手に負えなくなる前に、対策を講じましょう。

■ほかのドライバーにあなたの気分や行動を支配させてはなりません。マナーの悪さにカッとなった反応を見せれば、相手に満足感を与えるだけです。

■ほかのドライバーが、特にあなたを狙って迷惑運転をしているわけではないことを肝に銘じましょう。あなたはたまたま悪いときに悪い場所に居合わせただけなのです。

■怒りの感情は、溜め込まずに解き放ちましょう。心を平静に穏やかに保てば、ほかのドライバーがどんなにカリカリしていようと、爽快な気分のままでいられます。

■ほかのドライバーの身になってみましょう。その人の人生にはたぶん何か悲惨なことが起こったのだろうと考えてみるのです。

■心がなごむような音楽をかけて、気分を変えてみましょう(p.70を参照)。もし怒りに我を忘れそうになったら、安全に車を停められそうになりしだい停車して、緊張をゆるめるエクササイズをしましょう(前ページ参照)。

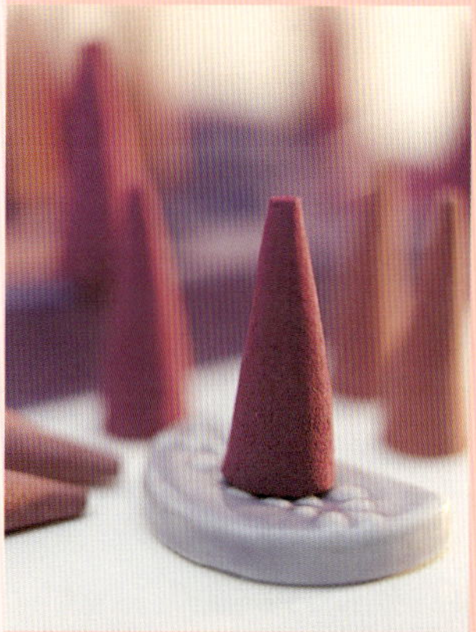

インセンス・コーン

円錐形や棒状のサンダルウッドの香《こう》には心を落ち着かせ静める効果があるので、運転中には理想的です。高ぶった感情を静め、緊張性頭痛をやわらげる効果もあります。ただし、火はつけないように。煙は気を散らすもとですし、閉めきった車内では香りが強くなりすぎるからです。火をつけずにそのまま置いておき、穏やかな芳香が自然に広がるに任せましょう。

心をなごませる音楽

音楽は心をなごませてくれます。もっとだいじなのは、頭も冷静にしてくれることです——ハンドルを握って無事に目的地に着きたければ、知性の助けが必要ですから。ただし、運転中にテープやCD、放送局を変える必要が出てきて注意がおろそかになることのないよう、気をつけましょう。

音楽ならなんでも、心なごむドライブの友となるわけではありません。心拍数や血圧を上げる音楽もあります——これはストレスに対する体の自然な反応です。そのようなことにならないために、次のような点に気をつけましょう。

■研究によれば、穏やかで冷静な状態でいるためには、自分の心拍数よりもゆっくりしたリズムの音楽を聴くのがよいようです。

■特に耳障りだったり、逆に心に訴えかけすぎたりする音楽は避けましょう。道路から注意をそらさせるようなものは、どんなものでも危険です。

■テンポの速い強烈なビートの曲は血圧を上げ、心拍数を増加させる可能性があります。ほかのドライバーに対する攻撃的な反応を誘発することもあります。

■音量はほどほどに。ひとつのめやすとして、隣に座った人と声を張り上げずに会話できるくらいにしておきましょう。大音量の音楽はあなただけでなく、ひょっとするとほかのドライバーにとっても、注意が散漫になるもとです。

■お店で流しているバックグラウンドミュージックのようなおもしろみのない音楽をかける必要はありません。押しつけがましくない程度の軽いビートの効いた曲を試してみましょう。

平常心は安全のもと

■時間には充分に余裕をみて、家を出ましょう。急ぐ必要がなければ、よけいな緊張を感じることもないはずです。

■初めての場所へ行く場合は、必ずあらかじめ道順を調べておきましょう。信号で止まるたびに道路地図に取り組む必要がないようにしておくことは、ストレスのないドライブへの第一歩です。

■子供を同乗させる場合は、退屈しないような方策を講じておきましょう。読むものや簡単なゲーム盤、好きな音楽などを用意します。

■もしストレスレベルが上がり始めたら、車を停めて、次ページの簡単なエクササイズをしてみましょう。

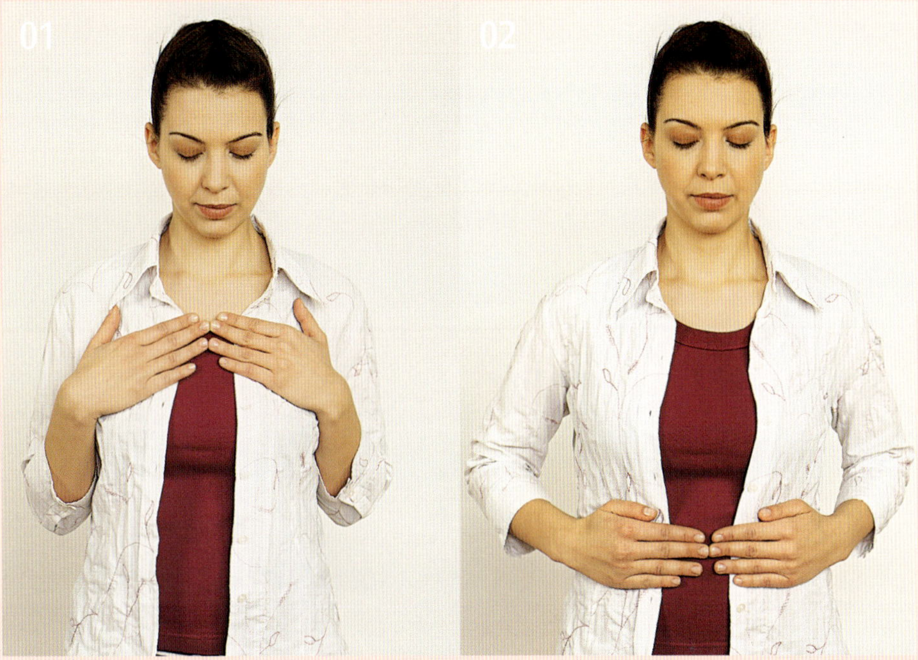

感情を静める

交通事情は少なくとも今後しばらくは悪くなる一方でしょうから、危機的な瞬間を切り抜けるのに役立つさまざまな方法を覚え、いつでも使えるようにしておくのはいいことです。この簡単な霊気エクササイズをするには、まず車を路肩に寄せて停める必要があります。

(01) 写真のように、両方の掌を平らにして胸にあてます。両手の指先が鎖骨のすぐ下あたりで触れ合うようにします。これは否定的な感情をやわらげるのを助けます。

(02) 次に、胸郭を覆うように、ウエストより上のあたりに掌をあてます。やはり指先が体の中心線上で触れ合うようにします。このポーズはとても有効で、運転中に経験したどんなフラストレーションも軽くしてくれます。それぞれのポーズを、気分の変化を感じるまで続けましょう。

空の旅

ほとんどの人にとって空の旅は、仕事で出張したり、休暇や旅行でどこか楽しい場所へ行ったりするためのちょっとわくわくするできごとですが、飛ぶのに不安を感じる人もかなりいます。不安の程度は、出発時刻が近づくにつれ、軽い懸念から足がすくんでしまうような恐怖症にまで高まります。

みずからの経験から私は、ストレスレベルを引き下げ、パニックを食い止めるには、呼吸をコントロールする方法（右記参照）が一番有効なことを発見しました。特に離陸や着陸時に嚥下反射がスムーズに起こりにくくなる場合は、水かフルーツジュースをたびたびすすって、喉をリラックスさせ、正常に働くようにしておきます。

一般的なアドバイス

■飛ぶ前に亜鉛サプリメントやエキナケアをとって免疫系を強化し、ビタミンB複合体摂取量を増やして、ストレスへの抵抗力を高めましょう。

■空港へは、余分な時間を見込んで出かけましょう。チェックインに遅れそうだとやきもきすることほど、不安やストレスを増加させることはありません。

■カフェインたっぷりのお茶やコーヒーを飲むのは、やめましょう（p.21を参照）。

■アルコールは控えめに。しばらくはリラックスできるかもしれませんが、すぐにほかの効果が勝ってきます（p.20を参照）。そのうえ、長いフライトだと、機内の酸素濃度の低さのせいで、悪酔いはいつもよりも強烈な体験となるかもしれません。

呼吸を整える

このヨーガの呼吸法は、呼吸をコントロールして瞑想状態を作り出し、静謐でリラックスした感覚を導入することによって、ストレスの症状を緩和します（p.64ならびにp.94も参照）。

■座席に楽な姿勢で腰かけ、息を胸の上部に吸い込みます。

■2秒間、息を止めてから吐き出します。

■これを6回繰り返します。

■胸郭に息を吸い込み、それに応じて胸を広げます。

■4秒間、息を止めてから吐き出します。

■6回繰り返します。

腹部深くに息を吸い込みます。

■6秒間息を止めてから吐き出します。

■6回繰り返します。

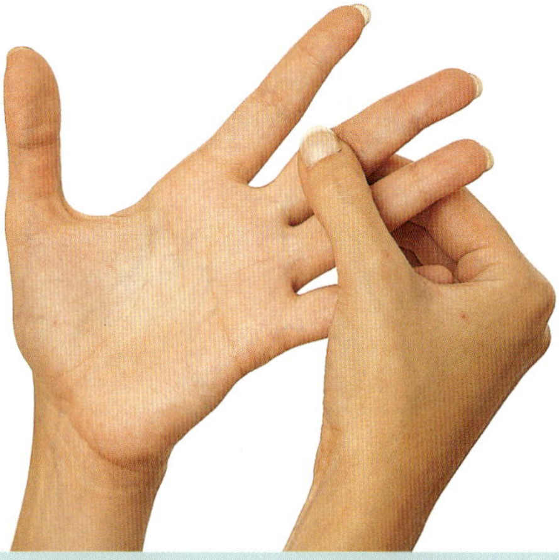

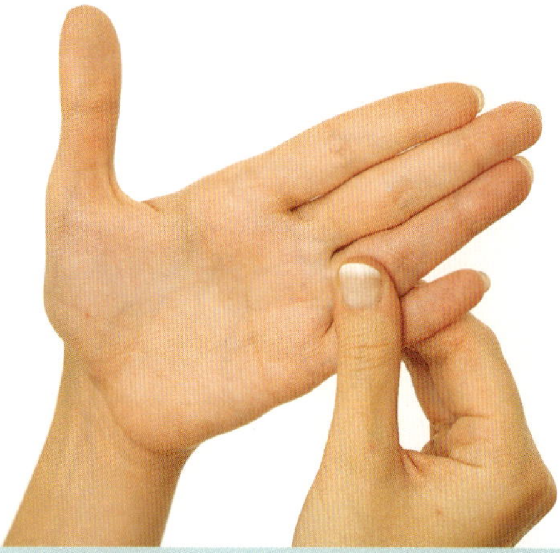

ストレスを見張る

日本古来の治療法である仁神《じんしん》にもとづくこの簡単で控えめなエクササイズは、ストレスをやわらげ、飛ぶことにまつわる不安を消すのに役立ちます。しっかりと、ただし過度の圧迫は加えないようにして、中指の中央の関節を別の手の親指とほかの指で挟みます。この形を数分間維持してから、もう片方の手にも同じようにします。

神経の緊張をコントロールする

これも飛行機での旅にはぴったりの仁神エクササイズで、平穏な感覚をもたらし、あなたが感じている神経の緊張をやわらげるのに役立ちます。しっかりと、ただし過度の圧迫を加えないようにして、薬指と小指を別の手の親指とほかの指で、写真のように挟みます。この形を数分間維持してから、もう片方の手にも同じようにします。

■ハーブティー、水、フルーツジュースなどいろいろ飲んで水分を充分に補給し、塩辛いスナックは食べないようにしましょう。

■体を締めつけない楽な服装をし、できるだけひんぱんに機内を歩き回って、深部静脈血栓症（Deep-Vein Thrombosis:DVT）の危険を減らすようにしましょう。スペースが許すなら、なんでもいいですから、血のめぐりをよくするエクササイズをしましょう（p.74〜5の例を参照）。

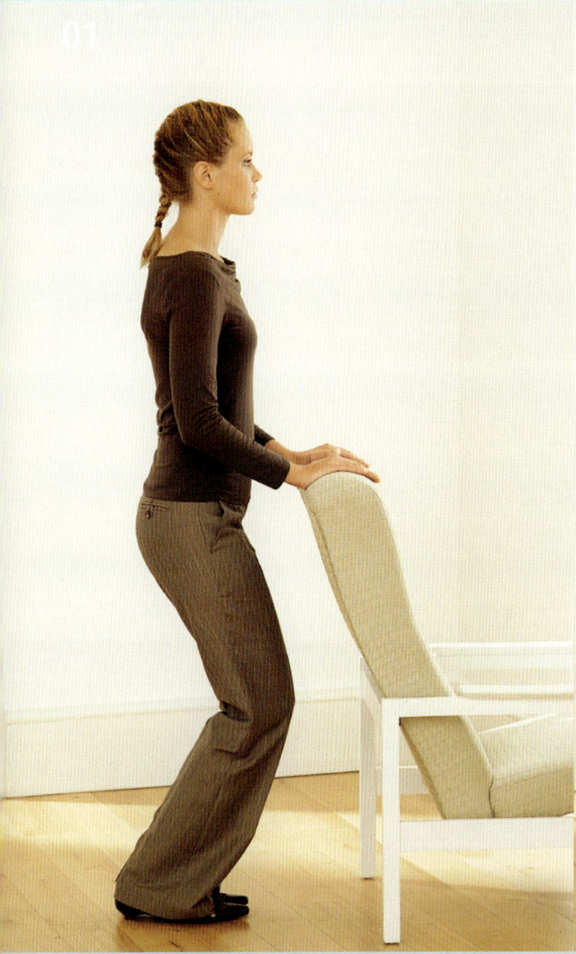

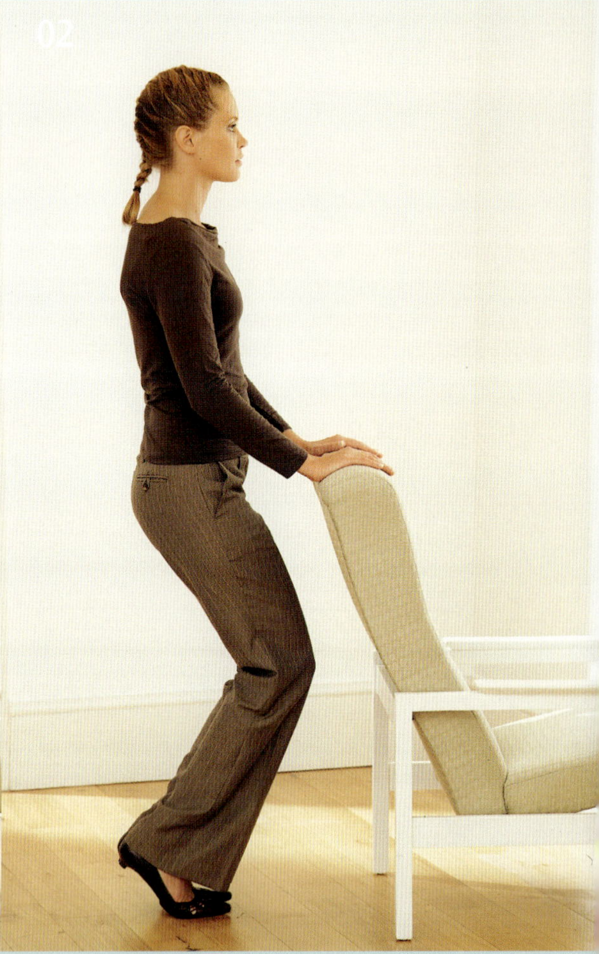

循環を助ける

ビジネスクラスやファーストクラスを利用できるほど運がよければ別ですが、空の旅というと窮屈な姿勢を強いられることが多いものです。機内後部でこのピラーティスのエクササイズをして、こわばった脚の血液循環をよくしましょう。機内で試す前にまず家で練習しておくといいでしょう。

(01) 掌を下にして両手を背もたれの上部に置き、膝をわずかに曲げます。

(02) 腹筋を引き締め、膝を曲げて背すじを伸ばしたまま、息を吸いながら爪先立ちになります。この姿勢を5秒間維持します。

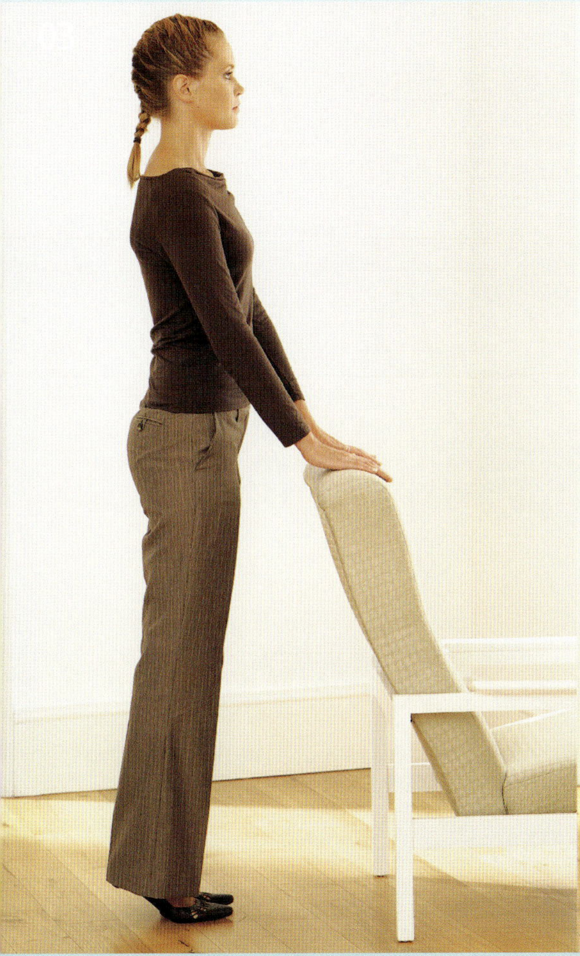

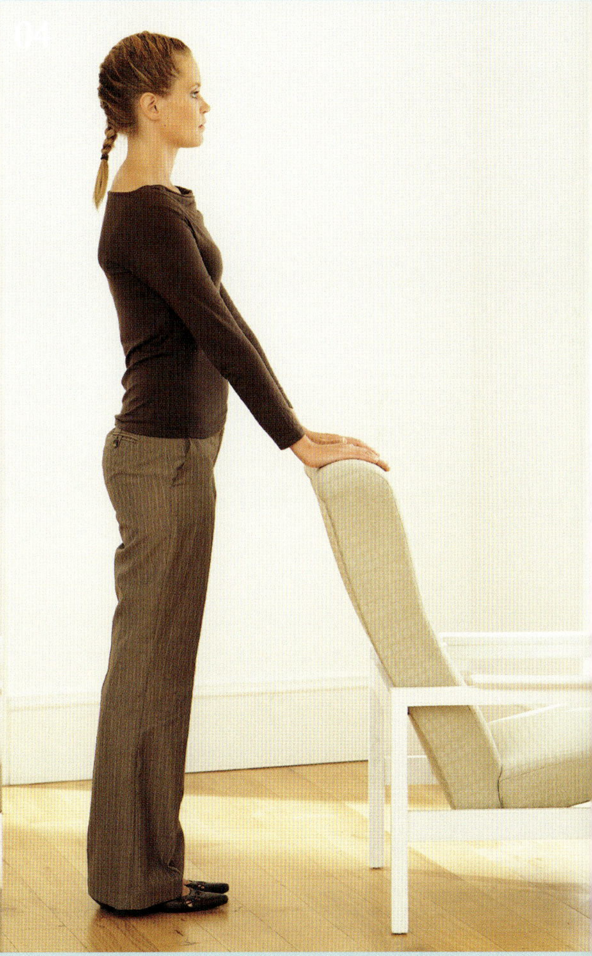

(03) 爪先立ちのまま、ゆっくりと息を吐いて膝を伸ばし、最大限の高さまで伸び上がります。この姿勢を5秒間維持します。

(04) 息を吸いながらかかとを下ろします。まだ背すじは伸ばしたままで、尾骨がまっすぐ下を向いています。数秒間ふつうに呼吸をしてから、一連の動きを10回まで繰り返します。

第4章

職場での
ストレス解消術

ストレスのもととなっている職場環境を変えることができないなら、代わりに、その厄介な状況に対するあなたの姿勢のほうを変えるしかありません。状況をしっかり掌握することを学べば、ストレスとなりそうな状況を、実害をこうむる前に無害化することができます。

仕事や職場があなたのストレスの根本原因なら、それに対処するための戦略を見つけなければなりません。最初のステップは、どのような状況がストレスをもたらしているのかを突き止めることです。ストレス反応を起こさせるような物理的な要素が職場にあるのかもしれません。騒音レベル、ふだん仕事をしている場所の照明のタイプ、空気の質、環境汚染、座席などについて、調べてみましょう。こういった要因が個々に、あるいは複合して、頭痛や片頭痛をはじめさまざまな病気や、なんとなく体のぐあいが悪いという漠然とした感覚を引き起こす場合があるのです。

それとも、あなたが仕事場に持ち込んでいる個人的な障害がストレスの原因となっているのかもしれません。ひょっとするとあなたは睡眠（p.42～43を参照）や食生活（p.24～31を参照）に問題をかかえてはいませんか？　それともストレスのもとは通勤でしょうか（p.62～75を参照）？　あるいはまた、自信のなさとか、そのほかのよくある要因――お金の心配とか子供に関する問題――が原因となっているのかもしれません。いくつかの要因が重なっている場合もあるでしょう（p.20～23を参照）。

もうひとつ、職場ストレスのもととなる可能性のあるのが、相性の悪いむずかしい同僚との摩擦や職場の力関係、出世の見通しに関する不安などでしょう。そしてもちろん、会社が人員を「削減」したり仕事を「外部委託」したりする昨今では、多くの人にとって解雇の可能性が切実な不安材料となっています。

デスクを機能的に

今さらいうまでもないことですが、乱雑さはストレスのもとです。すっきり片づいた仕事場が、すっきり明確な精神への、ひいてはストレス軽減への第一歩です。はっきりいってじゃまなもの――コーヒーカップ、食べものの包み紙、手提げ袋、新聞などなど――はもちろん、仕事に欠かせないもの――ビジネス書簡、日記、プリントアウト、メモ、その他あなたの業務に関するあらゆるもの――もすべて適切な場所に片づければ、イライラを静め、職場のストレスと緊張をやわらげるうえで、申し分のないスタートを切れます。

風水

中国古来の風水の原理を利用して、まわりの仕事環境を整え、自分自身にも仕事にも好ましい結果をもたらすことができます。誰の生活にもつきものの、ちょっとした悩みの種を取り除くのにも使えます。風水では、調和を促進し、「気」すなわちエネルギーの流れを助けるために、特定の品物をもっとも縁起のよい方角に並べます。正しく行えば、確実に幸運が流れ込むでしょう。

風水に欠かせないのが、幸運を引き寄せたり、悪運を追い払ったり散らしたりするために使う象徴的な品物です。たとえばクリスタルや半貴石はほかの人たちをあなたに協力的にさせますし、伝説の三本足のヒキガエルは富と成功を引き寄せる強力なシンボルです。デスクや、どこなりとあなたが仕事をする場所に置けば、効果があります。

創造的活動

あなたのデスクを創造的な活動のみなもととするため、次のようなことを試してみましょう。

■新しいデスクをもらえるときは、鋭い角がないものを選びましょう。丸い形のほうが縁起がいいのです。

■クリスタルや半貴石のペーパーウェイトは直観を鋭くしてくれます。デスク奥の中央に置きましょう。

■黄色の花を2本、花瓶に入れて、デスクの右隅に置きましょう。同僚との関係をストレスのないものとするのに役立ちます。

■デスクの右隅に三本足のヒキガエルを置きましょう。これは「金運のヒキガエル」と呼ばれ、「幸運をもたらす」お金を積み重ねた上に座っている姿に彫られています。

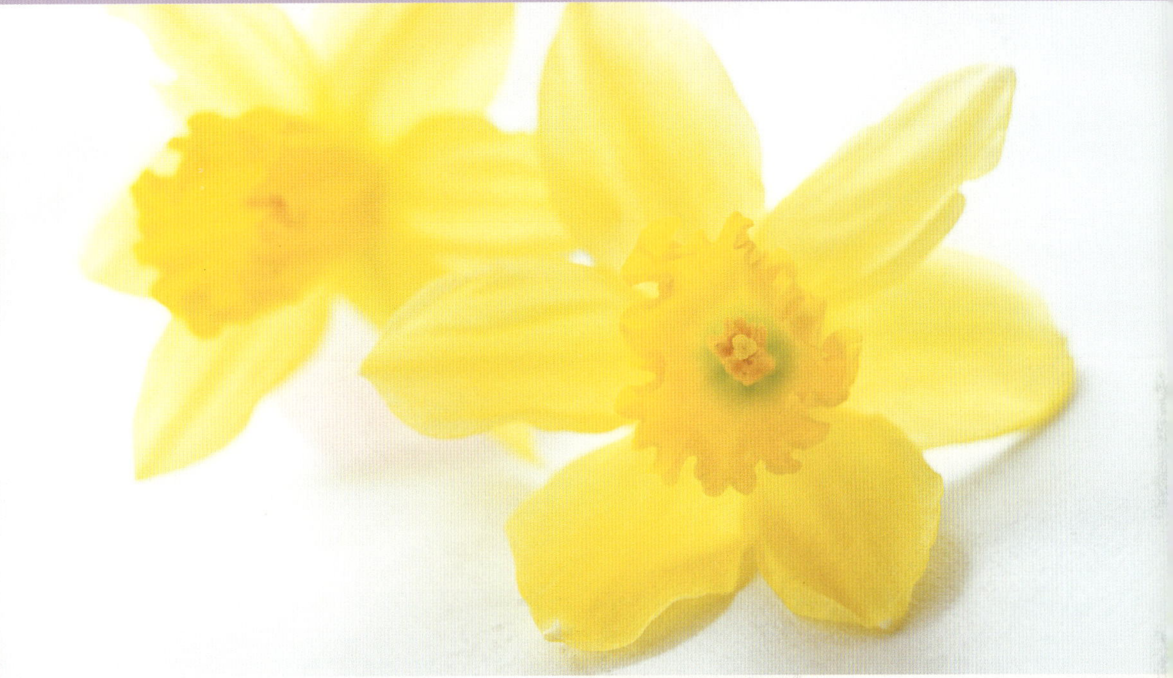

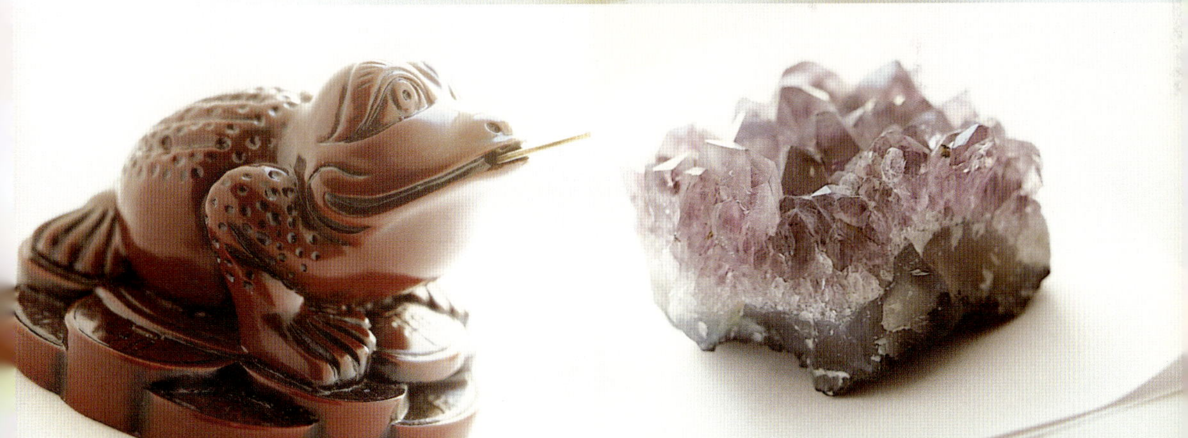

職場のストレス対策

たいていの仕事場は、健康的な環境にはほど遠いものです。たとえばオフィスでは、あなたのすぐ近くに何台ものコンピュータ端末やコピー機、ファックス機、プリンターなどいろいろな電子機器がひしめいていることでしょう。それらはすべて、ストレスのもととなる電磁場を発生させています。電磁場と関連のある症状には頭痛、不眠、高血圧、情緒不安、全般的な体調不良などがあります。

そのうえ、オフィスの床はさまざまな化学薬品で処理された合成繊維のカーペットで覆われていることが多く、壁には揮発性有機化合物（Volatile Organic Compounds:VOC）を発散する塗料が塗られています。戸棚やデスクは、ホルムアルデヒドなど、加工段階で使われた有害なガスを放出するパーティクルボードでできています。

照明にも注意が必要です。どこで働いていようと、たぶんあなたは蛍光管やタングステン-ハロゲン電球のような人工照明に頼っていることでしょう。どちらのタイプも太陽光のほんの一部の周波数帯しか放射せず、色合いが偏っています。脳はこの偏りをなんなく補正できるので、色を見分けるには何もふつごうはありません。けれどもそれが長時間にわたると、特に細かい作業をしている場合には、頭痛や片頭痛の一因となることがあるのです(p.82～83を参照)。

仕事場であなたが呼吸している空気は、果てしなくろ過され再循環されている場合が多いでしょう。この機械的な循環システムは、むっとする不快な空気を作り出すのが関の山で、悪くすると細菌の温床になりかねません。

正しい状態にする

■使っていないときはコンピュータの電源を切りましょう。

■できれば、コピー機やプリンターなどの電子機器類は、人が仕事をしていない部屋に置きましょう。

■床はカーペット敷きでなくコルクかリノリウムのタイル貼りとし、戸棚やデスクなどの家具類はできるだけ、持続可能な林業によるほんものの木でできたものにしましょう。塗料はすべて、匂いを抑えた天然素材の塗料を使います。

■デスクを自然光の入る場所にできるだけ近づけます。窓を開けて、機械的な空調システムになるべく頼らないようにしましょう。

■植物を飾りとしてだけでなく、空気の浄化を助けるためにも利用しましょう。

■ブラックトルマリン、ホタル石、リシア雲母には、電磁場によるストレスを防ぐ効果があります。

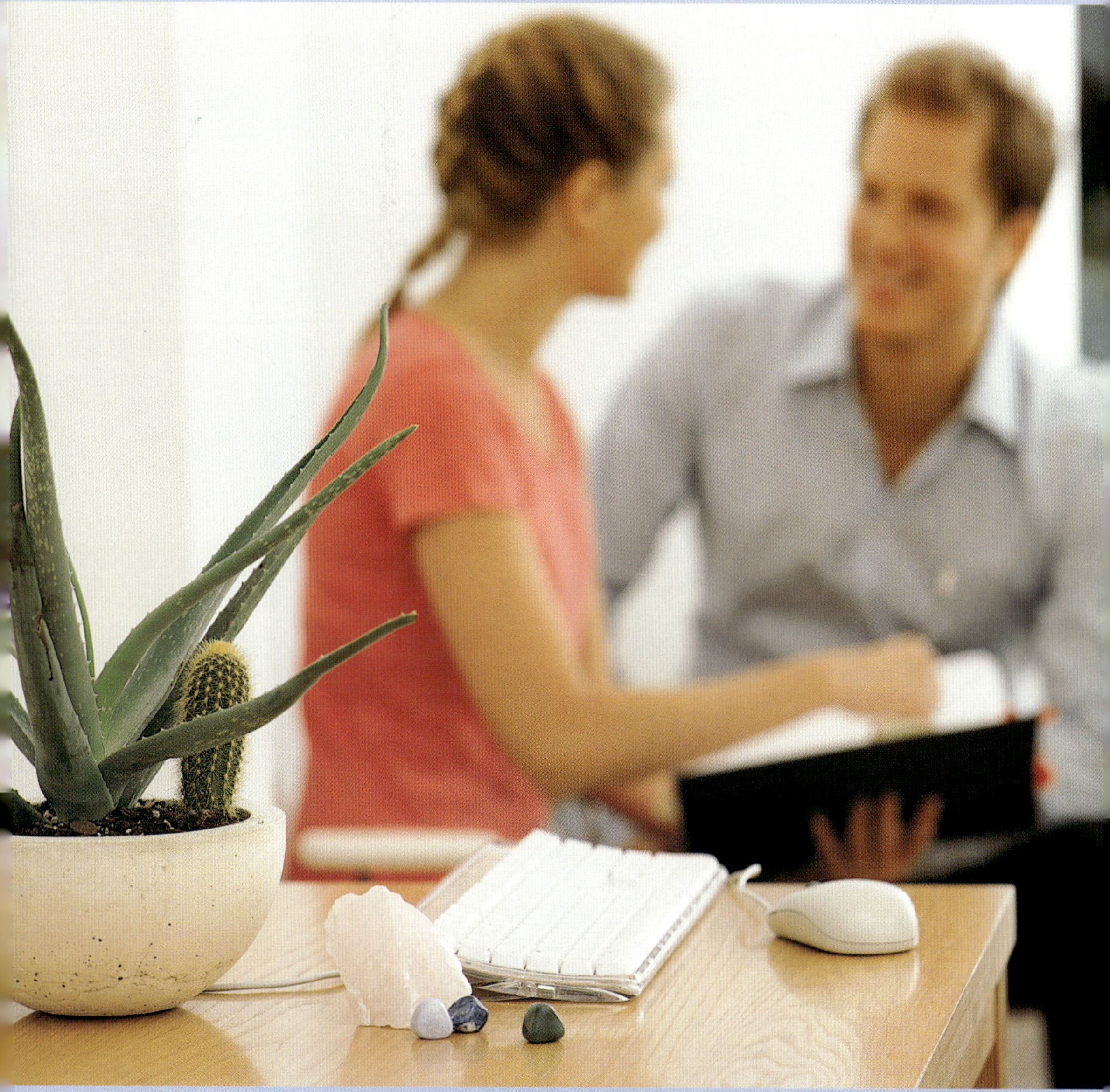

頭痛・片頭痛

職場には、頭痛や片頭痛の原因になりそうなものがいろいろあります。一番よくみられる原因は——それに一番対処が簡単なのは——水の飲み方が不十分なことによる脱水状態です(p.24を参照)。電磁場(p.80～81を参照)も、ストレスや不安と並んで頭痛の原因となりやすいものです。

こんな場面はきっと誰にでも覚えがあることでしょう——もうすぐ、重要なプレゼンテーションか会議、あるいはのるかそるかの商談が始まります。パニックが頭をもたげ始め、胃のあたりが引きつれるような感じがしてきます。ふと視線を落とすと、こぶしを固く握りしめ、掌は汗でぬるぬるです。そうです——頭痛の前兆がちょうど現われたところなのです。

原因はどうであれ、本格的な頭痛が始まる前に、ここに述べる簡単な方法を試して、緊張と不安をやわらげましょう。

自分でできるリフレクソロジー

リフレクソロジーというと足を思い浮かべる人がほとんどでしょうが、自分でできるセルフヘルプのテクニックとして、手に行うこともできます。

(01) 手に汗をかいていれば拭きとり、左手の親指で右の掌を、写真のように小刻みに横切るように押していきます。親指は常に手から離さないようにします。手のつけ根から始めて指のほうに進んでいきます。

(02) 必要ならまた手を拭きます。今度は右手の親指で左の掌を少しずつ順序よく押していきます。

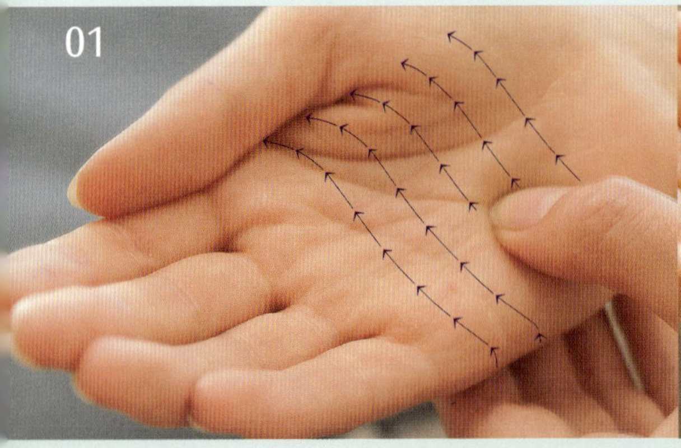

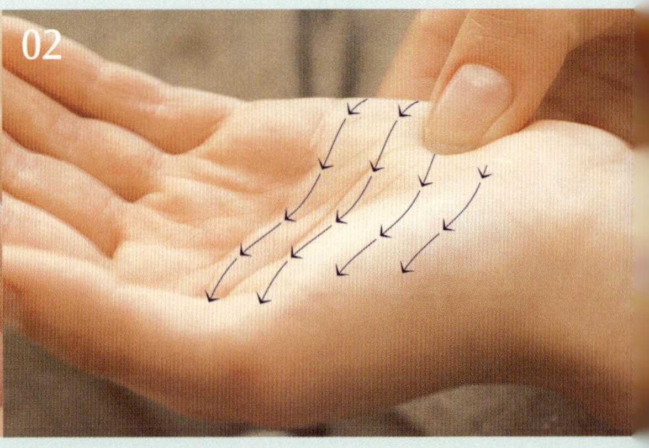

顔のマッサージ

片頭痛の痛みは、脳の血管が収縮して血液の流れが少なくなっているのが原因です。片頭痛が起きているときには、こめかみの静脈がふだんより盛り上がることも珍しくはありません。

（01）手に汗をかいている場合は拭き取ってから、中指で円を描くように優しくこめかみをマッサージします。どれくらい力を入れたらいいかは、痛みのやわらぎぐあいでわかるはずです。

（02）同様に円を描くようにしながら、まぶたや目のまわり、ほほ骨の高くなっているところまで、マッサージしていきます。こうして、少なくとも3分間、マッサージを続けます。時間があればもっと長くしてもかまいません。

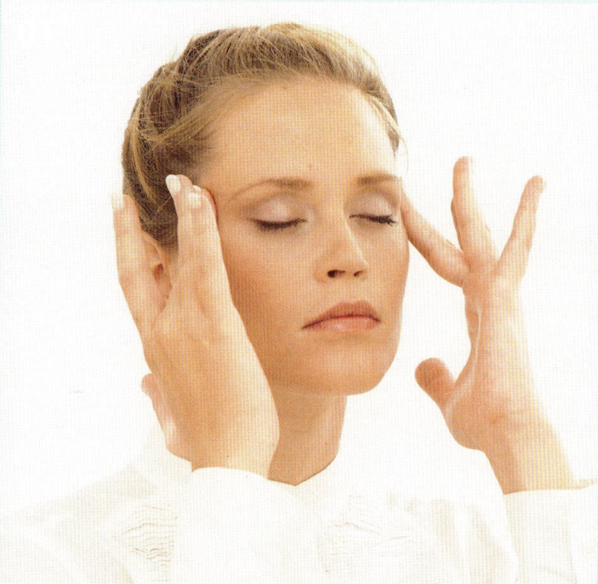

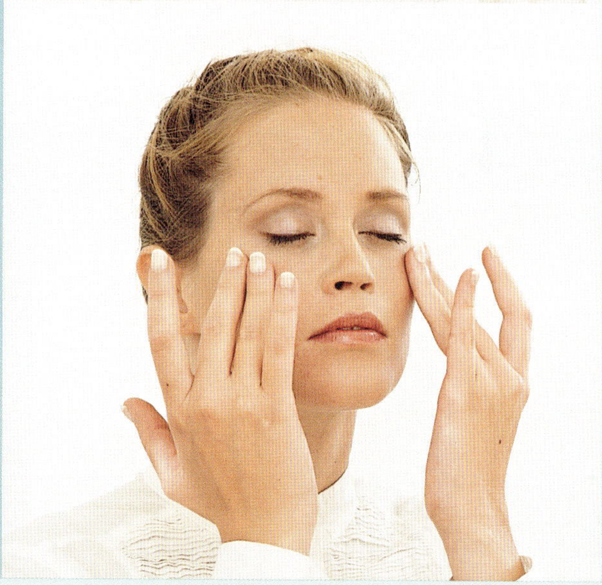

眼精疲労

頭痛や片頭痛の原因は目のトラブルにあることも多く、細かい作業を貧弱な明りのもとで長時間続けたり、休憩を取らずにコンピュータに向かっていたりすると、痛みがひどくなりやすいものです（p.80〜81を参照）。できれば自然光のもとで作業し、20〜30分ごとに休憩するようにして、目を保護するための予防策を講じるのが賢明です。遠くも含めさまざまな距離の物体に焦点を合わせるとか、数分時間を取ってここに示すマッサージをするとかいった、簡単な目のエクササイズをしてみましょう。トパーズやアクアマリン、ヒスイ輝石のような宝石から作ったエリクシルを、疲れた目にさすのもいいでしょう。

清潔なボウルに清らかな泉の水を汲み、きれいにした宝石を浸して、日光のもとに少なくとも12時間置いておきます。その水を暗色の点滴びんに入れ、さらにその半量の泉の水で薄めてエリクシルを作ります。両目に1滴か2滴さして、疲れをやわらげます。

指圧マッサージ

目が疲れて緊張性頭痛が起こりそうな感じがしたときは、この指圧エクササイズを試してみましょう。

(01) 両手をお椀のようにして、1〜2分、目を覆います。指の隙間から光が入らないように注意しますが、目自体は圧迫しないようにします。

(02) まっすぐ前を見ているところを想像しながら、眉の上の、ひとみからまっすぐ上方にあたる場所を押します。人差し指で30秒間、軽い圧迫を加えましょう。

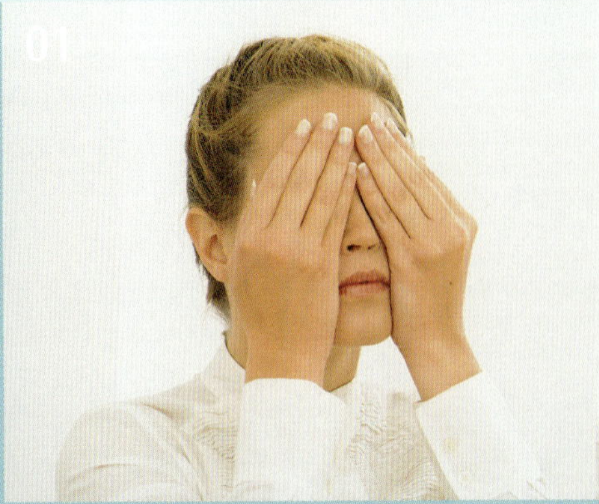

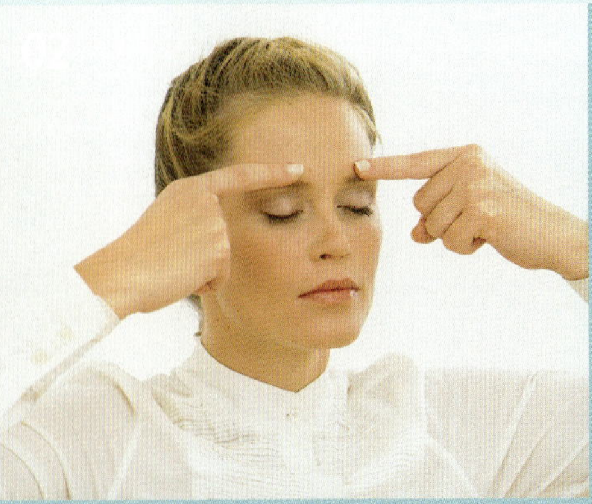

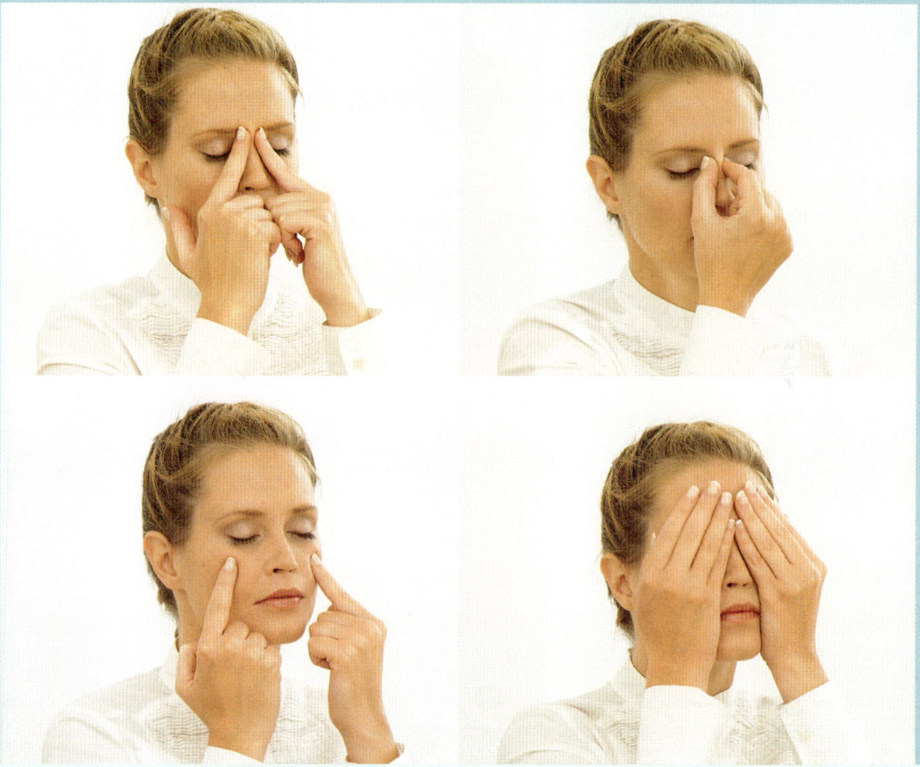

(03)人差し指で同じく軽い圧迫を加えながら、今度は鼻筋の両側のくぼみにある指圧点を刺激します。これを30秒間続けます。

(04)親指と人差し指で、鼻を眉のすぐ下のところで軽くつまみます。そのまま圧力を変えずに、鼻の先までおろします。

(05)両手の人差し指を使い、一定のしっかりした圧力で、ほほ骨の下のところを上向きに押します。

(06)この5分ほどの動作のしめくくりとして(01)を繰り返し、お椀形にした両手で目を覆って、1～2分、光を完全に閉め出します。

首と背中の疲れ

あなたの体にはストレスがいろいろな方法で記録されます。ストレスが悪影響を与えていることを示す身体的なサインには、睡眠障害（p.42～43を参照）、「闘争か逃走か」反応（p.14～17を参照）の結果であることが多い慢性の胃病、しつこい頭痛や片頭痛（p.82～85を参照）などがあります。さらに、ストレスや不安に伴う筋肉のこりや痛みは、腰痛、あごの食いしばりを始めとする顔面の緊張、肩の痛みからひどいケースでは「五十肩」、こわばって動かない首など、さまざまな筋骨格系障害の原因となることが多いものです。

こういった症状を治療しないでほうっておくと、その期間の長短にかかわらず、ストレスサイクルに直接フィードバックされて障害がいっそうこじれ、深刻化します。この場合、ストレスが身体的な愁訴をもたらし、それがもとで無力感を感じたり対処能力が低下したりして、そのせいでさらにストレス反応が高まるという悪循環に陥るのです。このページと88～91ページのエクササイズをして、有害なサイクルを断ち切りましょう。

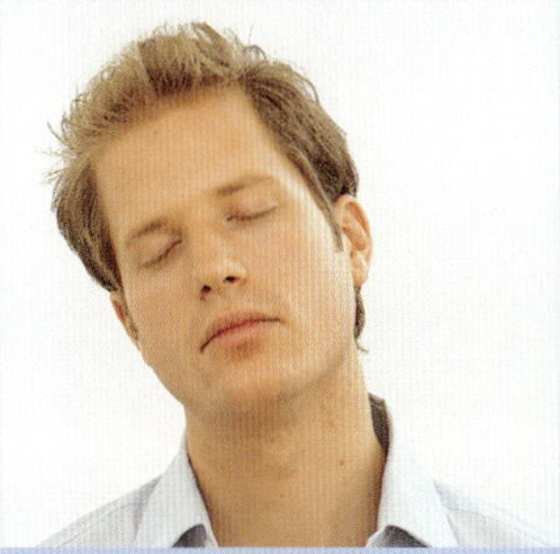

首をほぐす

（01）首を時計回りに、次いで逆回りに、それぞれ3回ずつ回します。

頭と首

（01～03）首すじが引き伸ばされた感じがするまで、頭を前に倒します。次に頭を左右に倒し、最後に、心地よくできる範囲で、できるだけ深く後ろに倒します。以上を10回繰り返します。

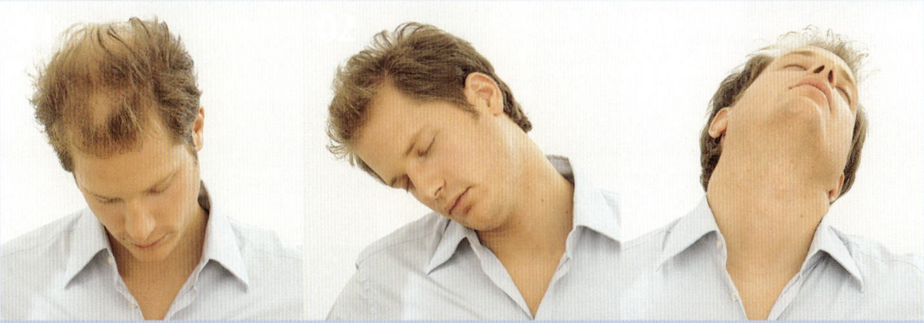

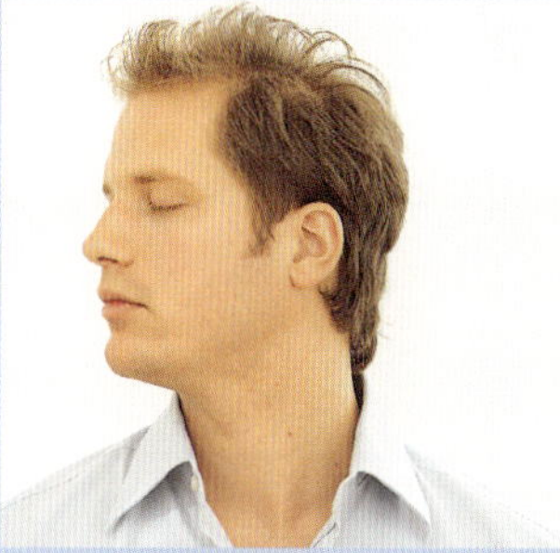

(02) 頭をゆっくり左右に10回向け、さらに10回、心地よくできる範囲ですばやく左右に向けます。

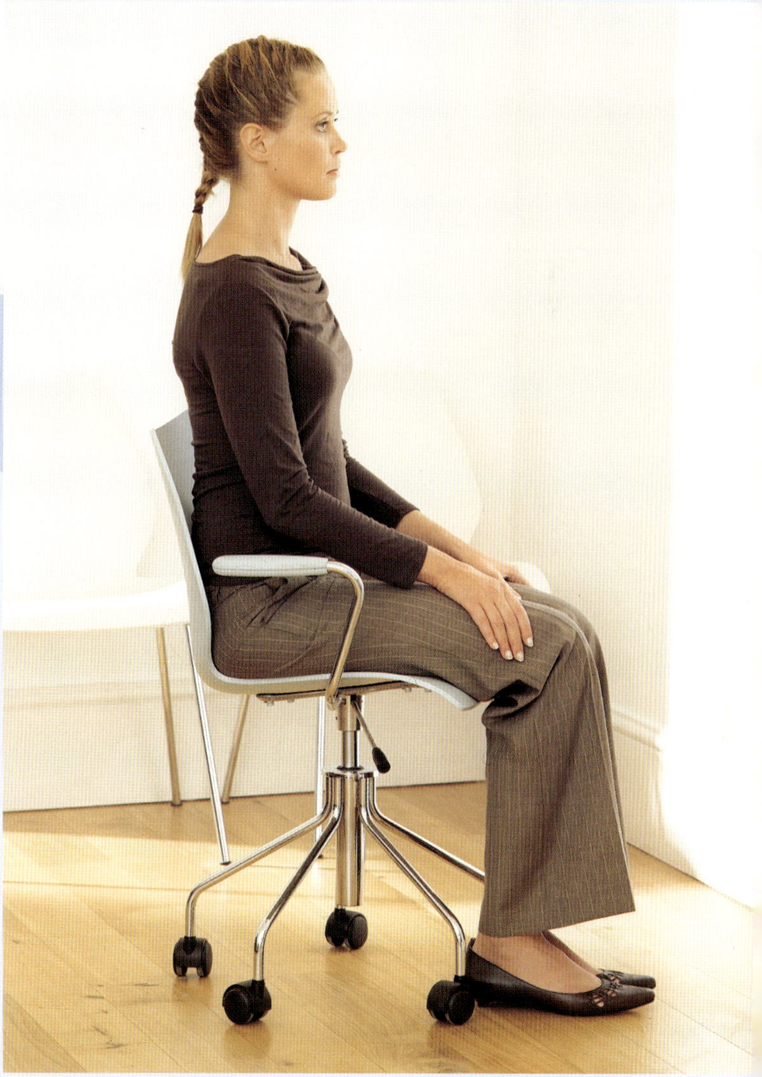

正しい姿勢で座る

姿勢が原因でよく起こる問題を予防するため、座るときは常に、足を床に平らにつけ(右を参照)、背すじを伸ばして、腰椎が椅子の背もたれで支えられるようにします。最大の効果をあげるには、股関節が膝よりもわずかに高くなるようにします。コンピュータ画面に向かって作業するなら、頭は起こして水平にしておきましょう。

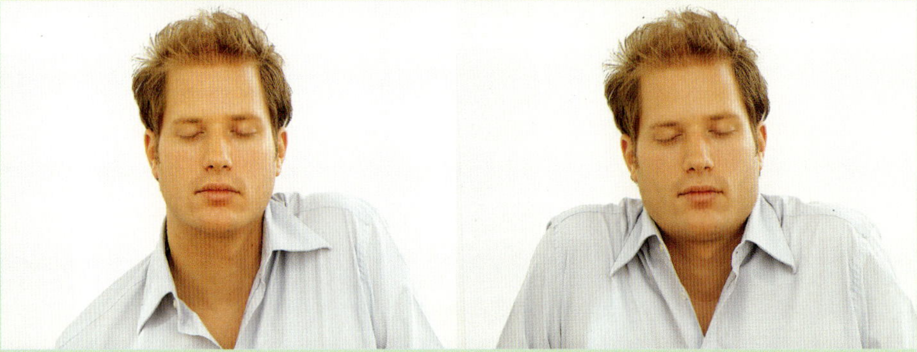

肩をほぐす

(01) 左右の肩を交互に10回ずつ上げます。肩の一番上にある筋肉が引っ張られるように感じるまで、持ち上げます。

(02) 両肩を同時に上げます。高く上げたら、どさっと落とします。10回繰り返します。背すじはまっすぐ伸ばしたままです。背中が丸くならないようにしましょう。

目とあご

体の各部分同様、顔にもリラクゼーション・エクササイズは効果があります。

(01～02)目のまわりの筋肉を一カ所に集中させるようなつもりで、両目をぎゅっと閉じます。次に目を大きく開けて、顔をリラックスさせます。これを5回繰り返します。

(03～04)あごを左右にしっかり動かし、できるだけ横に広げます。次に下あごをできるだけ大きく下げます。両方の動きを10回ずつ繰り返します。

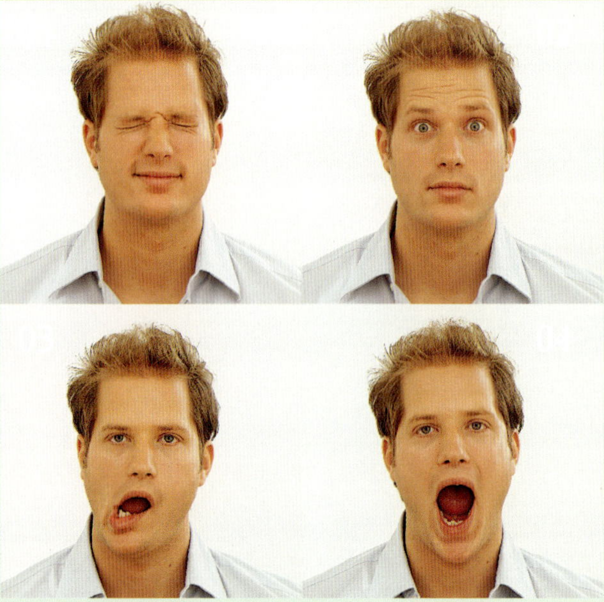

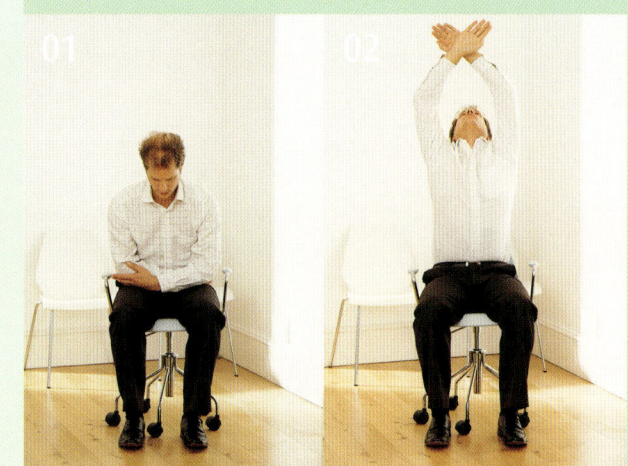

肩を開く

肩をほぐしてひどいこりが少し取れたところで（前ページ参照）、この一連の動きでさらに肩を楽にして、自由に動かせるようにしましょう。

（01）膝に載せた前腕を交差させながら、頭を静かに前に倒します。ふつうに呼吸します。

（02）シャツを頭から脱ぐような動作で、息を吸いながら写真のように腕を高く上げます。背中をできるだけ大きく後ろにそらして、天井を見上げます。

（03）腕を大きく広げ、指先を外向きにぴんと伸ばします。息を吐きながら、弧を描くように腕を下げて、最初の膝上の位置に戻します。数秒間ふつうに息をしてから、最初から繰り返します。5〜10回行います。

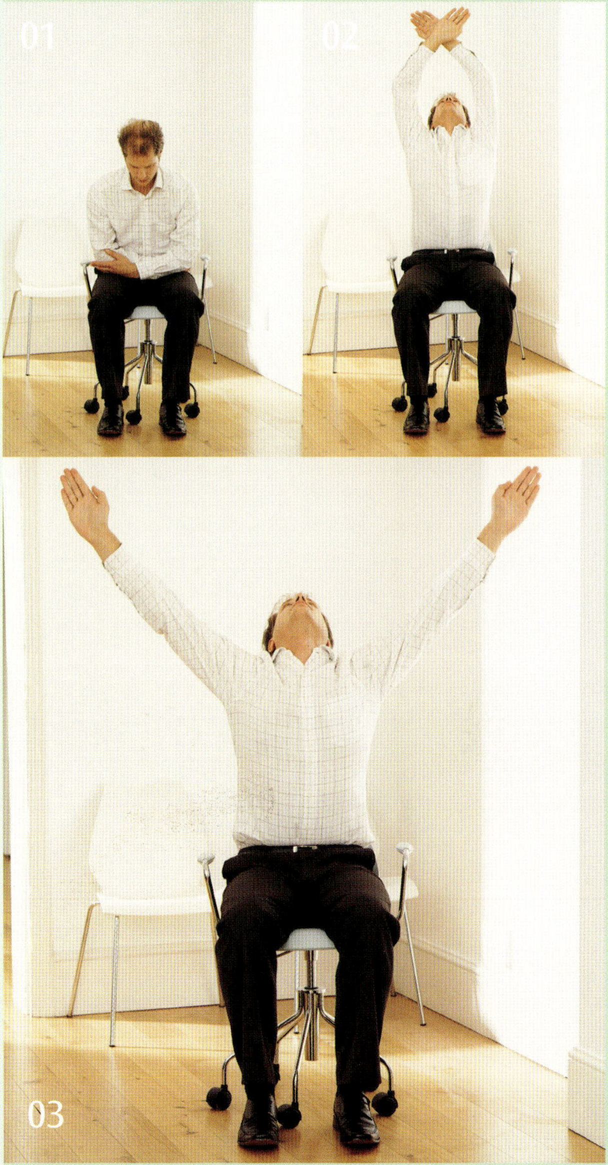

背骨をほぐす

この一連の動きは、胸椎と呼ばれる背骨の中央部分をほぐすのに効果があります。長時間デスクについていて、体がこわばり動きにくくなり始めたと感じたら、ぜひ試してみてください。

(01) 椅子をデスクから離して、まっすぐに腰かけます。両腕を胸の高さまで上げ、左右の手の指先が軽く触れるようにします。ふつうに呼吸します。

(02) 息を吸い、吐きながらウエストから上を左に向けます。指先を触れ合わせたまま、この姿勢で1〜2秒間静止します。

(03) 息を吸い、吐きながら左腕をできるだけ後方に伸ばします。できれば、このときさらに体をねじります。息を吸いながら左腕を中央に戻し、ふたたび両手の指先が触れ合うようにします。右側にも同じようにします。全体を10回繰り返します。

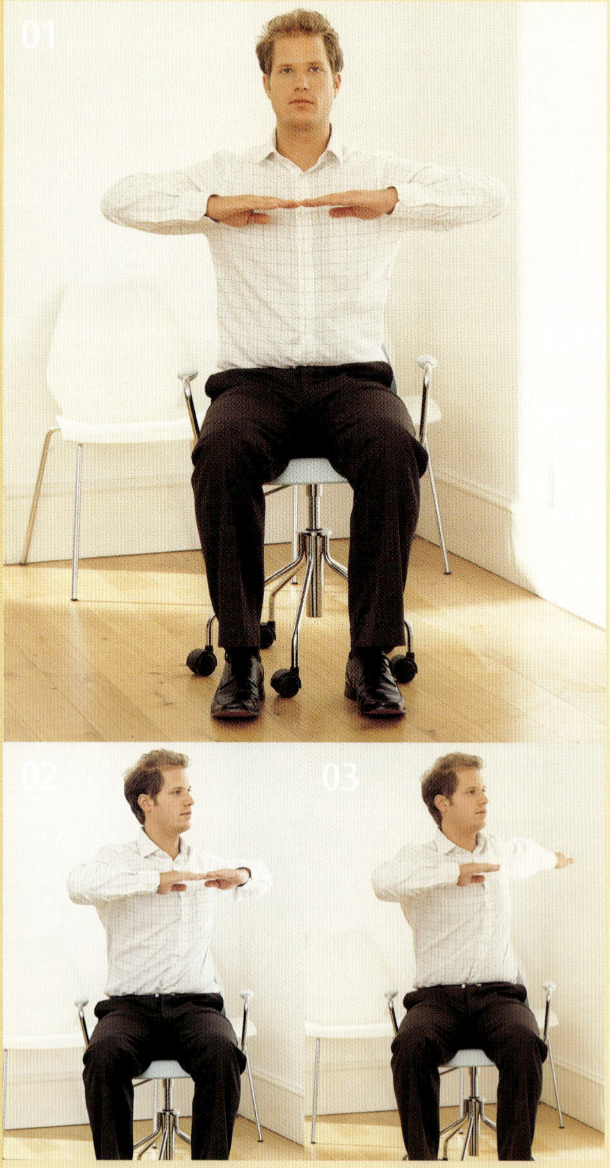

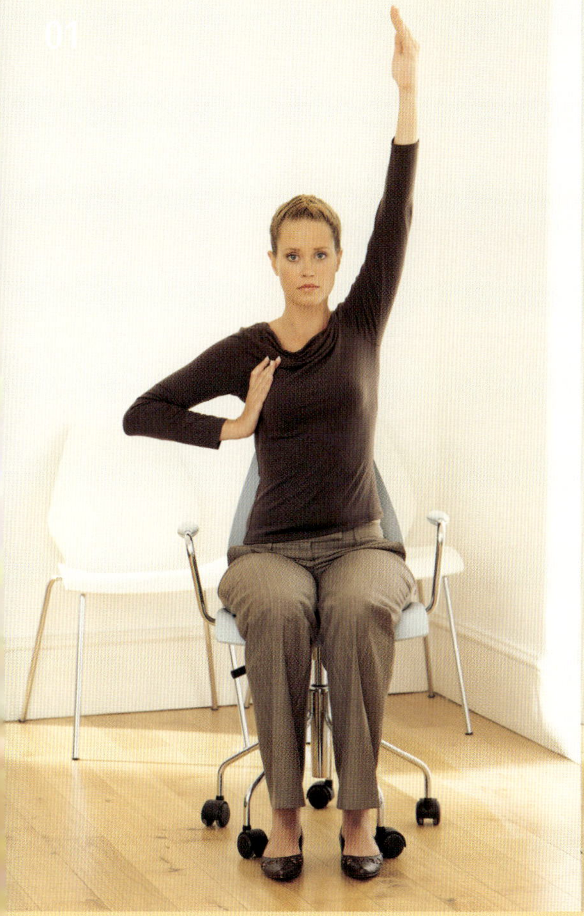

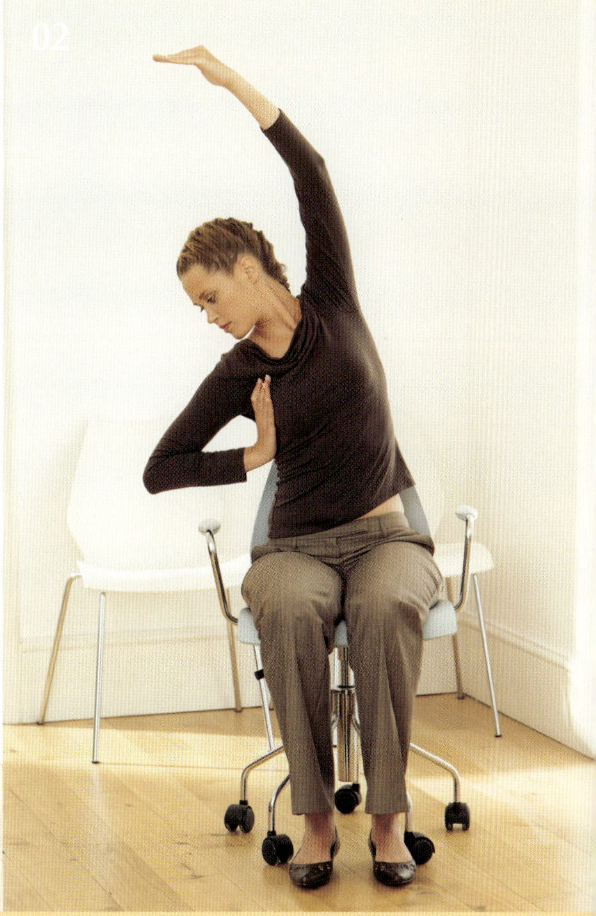

背骨の横のストレッチ

前ページの胸椎エクササイズに加えて、この動きもやってみてください。やはり10回繰り返します。

(01)右の掌を肋骨の横、脇の下に近い高い位置にあてます。左腕をできるだけ高く伸ばします。

(02)息を吐きながら右に上体を曲げて、左腕が頭上に来るようにします。頭は右へ向けます。息を吸いながら、最初の姿勢に戻ります。反対側にも同じようにします。

むずかしい同僚に対処する

ほとんどの人は、目覚めている時間は職場にいるかそこへの行き帰りの途上かのどちらかです。その結果、家族や友人とよりも同僚と過ごす時間のほうが長くなります。ですから、経費のやり繰りや上下関係に伴う気配り、業績達成へのプレッシャーなどもあいまって、職場が、ぴりぴりした人間関係の生まれやすい場所となったとしてもふしぎはありません。収拾のつかない対立をもたらすようなレベルにまで、ストレスが高まりやすいのです(p.16〜17を参照)。

今日は特別な日。大事なプレゼンテーションがあと2、3時間で始まる。それなのに、チームの肝心のメンバーが遅刻している。別に意外ではない――近頃ふたりのあいだでは緊張が高まっていたから。外を覗くと、ちょうどその当人が駐車場に姿を現わした。まるでこっちをおちょくっているとしか思えない。40分も遅れておきながら、なんというのんびりした足取り!　しなければならないことはまだどっさり残っているのに!

はい、そこまで。そんな考え方をしていても、胃の痛みや消化不良、頭痛を少々悪化させるだけ。目標達成の助けにもなりません。そもそも同僚に対してほんとうはそれほどの悪感情を持っていないのではありませんか?　まず、状況をほかの人たちの視点から見てみましょう(p.58を参照)。たとえ言い分に賛成はできなくても、意見を述べる権利は認めなければなりません。収拾がつかなくなる前に、以下に述べる簡単なストレス撃退テクニックを試してみましょう。

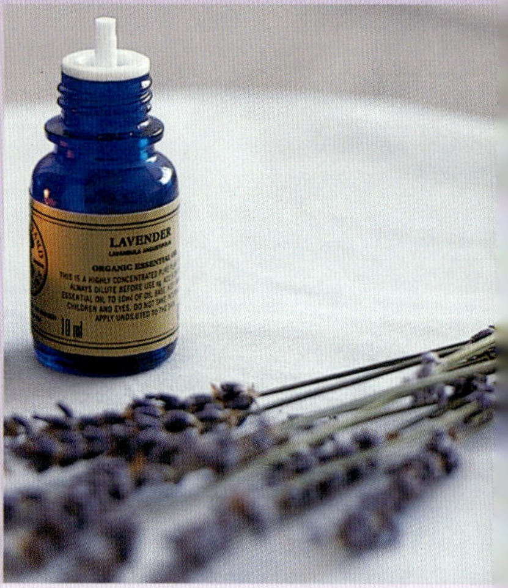

ラベンダー室内噴霧器

ラベンダーの香りで、ぴりぴりした空気をうまくやわらげましょう。室内噴霧器に水を入れ、ラベンダーのエッセンシャルオイルを加えます。ラベルの指示に従うか、2滴だけ加えます。いよいよ同僚と対決しそうなとき、数分前に室内に噴霧して、芳香が部屋全体に広がるようにしましょう。

注意

妊娠初期の3ヵ月間はラベンダーのエッセンシャルオイルを使用しないこと。

フラワー・トリートメント

ぴりぴりした空気をやわらげるのに役立つ追加の方法として、ビーチフラワー・レメディを2滴、舌の下に垂らしてみましょう(右)。ビーチフラワーは過度に批判的な傾向を弱めるので、同僚とのあいだの対立の原因をいくらか取り除いてくれるでしょう。でなければ、右下の写真のように、鎮静効果のあるパインのエッセンシャルオイルをティッシュに垂らして、香りを吸い込みましょう。

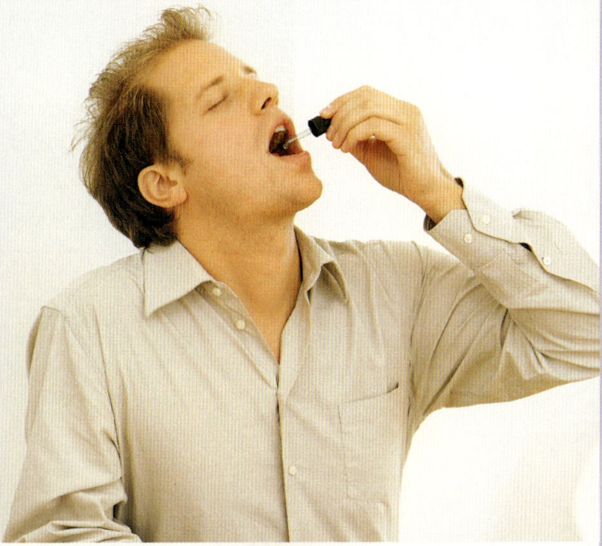

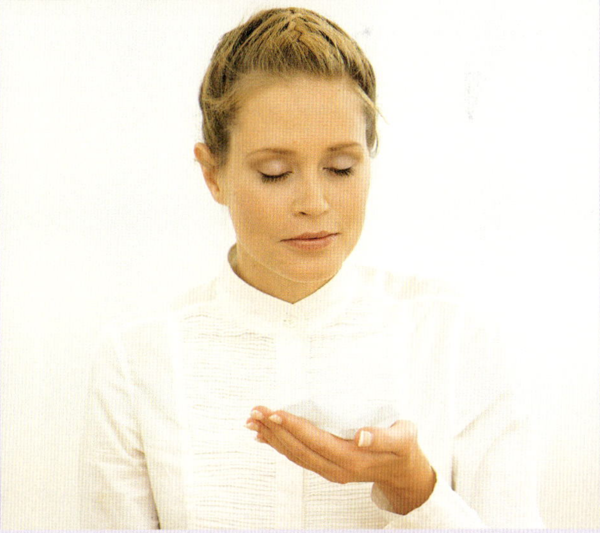

正しい呼吸

ストレスレベルが高まると、最初の自覚症状のひとつとして、呼吸が浅く速くなるのに気づきます。このとき胸は固く張りつめています。まるで肉体的な闘争に備えているかのようです。実際、これこそ、原始的な「闘争か逃走か」反射が動き出したときに起こっていることなのです（p.14～15を参照）。こういった症状に気づくことを覚えさえすれば、そのつど、以下に示すようなヨーガの簡単な呼吸エクササイズで、体の平衡を取り戻して平静な状態をもたらし、ストレスを緩和することができます。

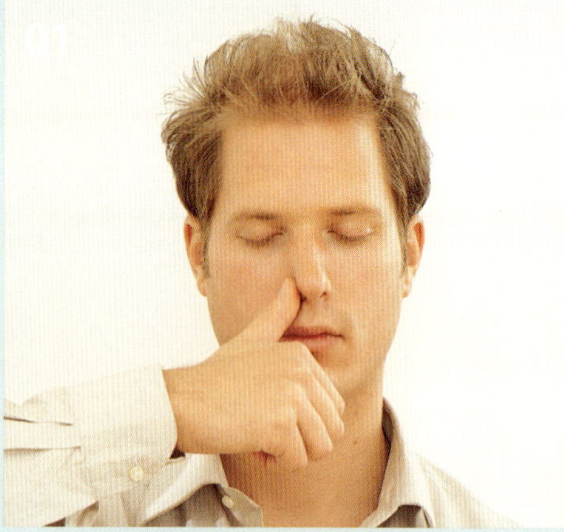

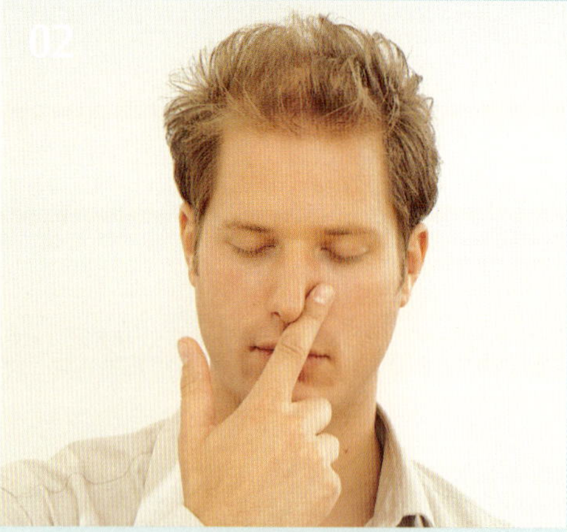

片鼻交互呼吸

（01）右手の親指で右の鼻孔を押して閉じ、ゆっくり8つ数えるあいだ、左の鼻孔から息を吸います。息を吸いながら、両肺がすっかり底まで完全に膨らみ、胸郭が広がるところを思い浮かべます。次に右手の人差し指を押しつけて左の鼻孔も閉じ、また8つ数えるあいだ息を止めます。

（02）親指を放し、ゆっくり8つ数えるあいだ、右の鼻孔から息を吐きます。このとき横隔膜を引き締めて、肺を完全にからにします。人差し指で左の鼻孔を閉じたままにし、ゆっくり8つ数えるあいだ、右の鼻孔から息を吸い込んで、一連の動作を完了させます。これを5回繰り返します。

悪循環を断ち切る

いったん副腎が活動状態になって血中にアドレナリンを送り出し始めると、あなたのストレスレベルは急上昇するでしょう。そしてますます緊張がつのり、それにつれてアドレナリン濃度はいっそう高まります。この悪循環こそ、ストレスをひどくする元凶なのです。なんとかしてこれを断ち切らなければなりません。たとえささいな厄介ごとでも、この生理反応の引き金を引くことがあります。ですから、同僚との何週間もくすぶり続ける対立のせいで、歯を食いしばったり、頭がずきずき痛んだり、こぶしを固く握り締めるようになったとしても、ふしぎではありません。鎮静効果のある霊気ポーズを試してみましょう。

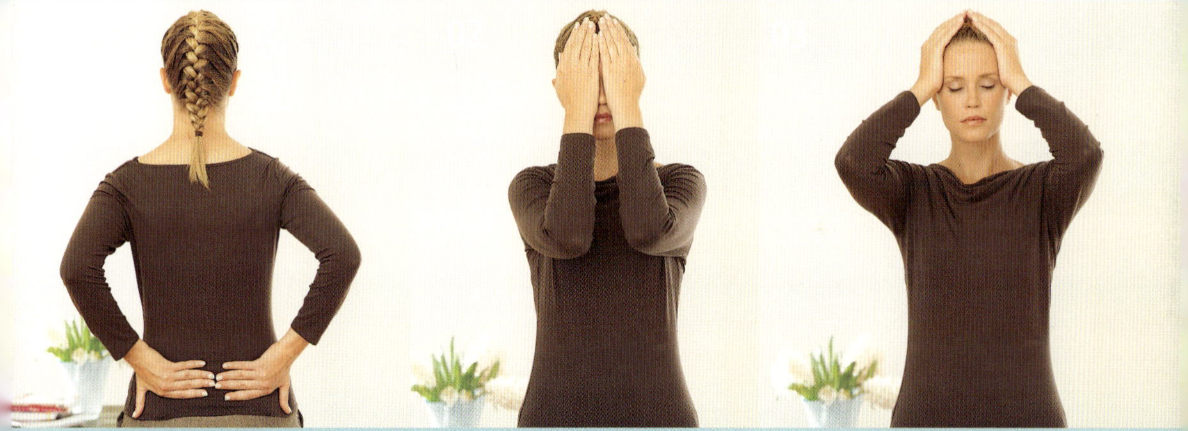

心身を静める

(01) 立って、両手を開いて腎臓を覆うようにします。このポーズは副腎の沈静化を助けます。副腎は性ホルモンや、心拍数や血圧のコントロールを助けるホルモンを作っています。

(02) すでに高まっているストレスをやわらげるため、掌でほほ骨を覆うようにして、両手を目にあてます。

(03) 両手をお椀のようにして頭の両側を覆い、手のつけ根がこめかみに、指先が頭頂部に来るようにします。このポーズは職場での人間関係についてもっとバランスのとれた感じ方をするのを助け、人生を楽しむ力を高めてくれます。

会議や面談に備える

重要な会議や面談の前にきちんと心構えをしておくことは、ストレスや不安を避けるうえで欠かせない要素です。適切な心構えができていれば、実り多い成果を手にするチャンスも最大になります。以下にあげるストレス緩和のヒントを参考にしてください。左記の気功テクニックも試してみましょう。

■会議または面談の場所への行き方を確かめます。遅刻の心配をしなくてすむように、時間には充分に余裕を持って出かけましょう。

■先方の会社について、前もってできるだけ多くの情報——何をしている会社か、創業はいつか、など——を得ておきましょう。

■予想される質問の答えを、声に出して練習しましょう。こうすれば不安がやわらぎ、自信が増します。

■たとえば爪の下の生皮をほじくるというような、自分の神経質なくせを自覚し、意識して抑えるように努力しましょう。

■前向きではつらつとした、自信に溢れた態度を養いましょう。質問にはちゃんと身を入れて答え、「はい」とか「いいえ」とかいうようなそっけない返事ですますことは避けましょう。

■相手としっかり目を合わせ、自分のボディランゲージに気を配ります。腕や手を広げるジェスチャーは、あなたがその場で進行していることに積極的に関わろうとしていることを示します。胸の前で腕を組めば、自分を切り離し、守りの姿勢に入っていることを匂わせます。

堂々と立つ

この気功エクササイズで、力強く爽快な感覚を味わいましょう。いっそう自信がわいてきます。ほんの数秒でできますから、どこかひとりになれる場所を見つけて、会議や面談の始まる前にぜひやってみましょう。

(01) 足を肩幅に開いて立ち、体重を両足に均等にかけます。体の中心線がまっすぐに定まり、足がしっかりと大地を踏みしめるのを感じます。用意ができたら、手の指を揃えて下向きにします。

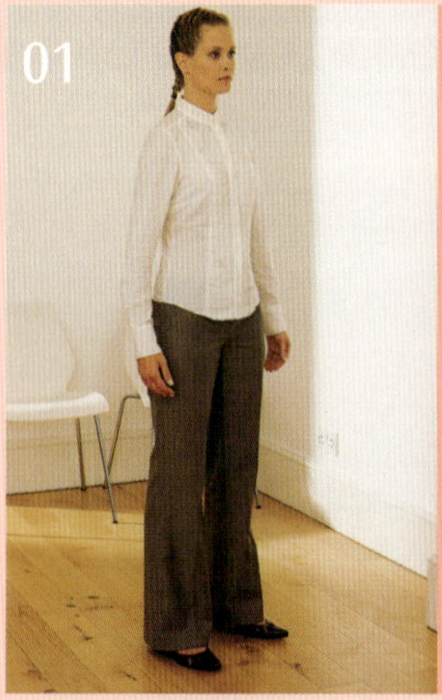

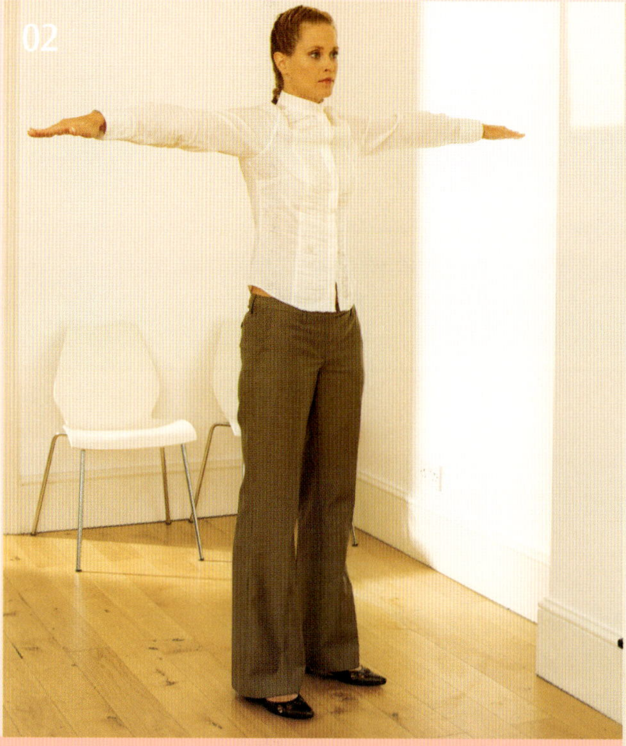

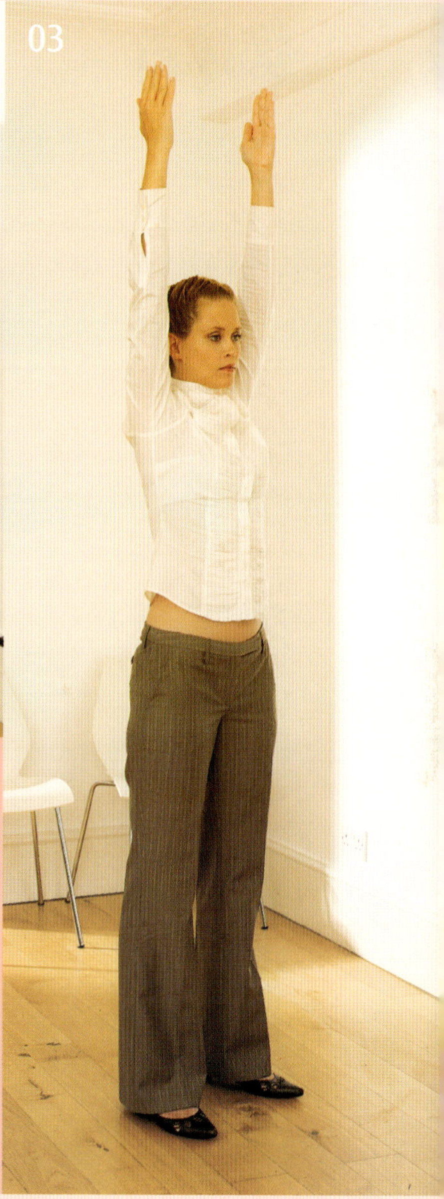

(02) 両腕をまっすぐ横に伸ばしたまま、肩の高さまで上げます。ここで掌を返して天井を向くようにします。

(03) さらに腕を上げ、まっすぐ上まで持っていきます。このとき掌は頭上で向かい合わせになります。頭が中心からずれないように、前にある壁の目の高さあたりに意識を集中します。

このポーズのまま、ゆっくりと深く、規則正しく呼吸します。両足が床と一体となり、自分が完全に不動の存在となったところを想像しましょう。

動作を逆転させ、最初のポーズに戻ります。

昼休み

特にやむをえない理由がないかぎり、昼休みは原則としてあなた自身のためにとっておきましょう。あなたの昼休みはどんなふうですか？　栄養のある一皿のランチ（p.24〜31を参照）のあと、持参の本を一章分、読むのでしょうか？　それとも、軽くジョギングしてから、ヘルシーなスムージー（p.28を参照）を飲むのでしょうか？　会員制のエクササイズクラス（p.32〜37を参照）に参加する人もいるかもしれませんね。昼休みの時間を一部使って、頭をすっきりさせる瞑想（p.100を参照）をするのもいいでしょう。していけないのは、サンドイッチをほおばってはコーヒーで流し込んだりしながら、昼休みも仕事を続けることです。さらにストレスレベルが上がってしまいます（p.21を参照）。

食べものはただの燃料ではない

お昼に食べたり飲んだりするものも、生活のなかのストレスを最小限に抑える徹底的な戦略の一環に組み込みましょう。たとえば、もし

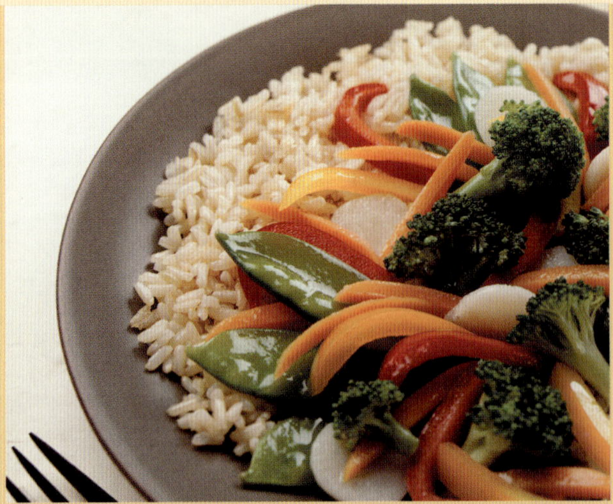

健康な食事
あなたがお昼に食べるものは、ストレスに満ちた午前中の痛手を癒す助けになるだけでなく、忙しい午後に備える力をつけてくれます。米のような穀物中の繊維や炭水化物は、健康でストレス軽減効果のある食事には欠かせないものです。また生や軽く調理した野菜に含まれるビタミンやミネラル、フラボノイド、たんぱく質、繊維は、バランスのとれた栄養価の高い食生活のために必要です。

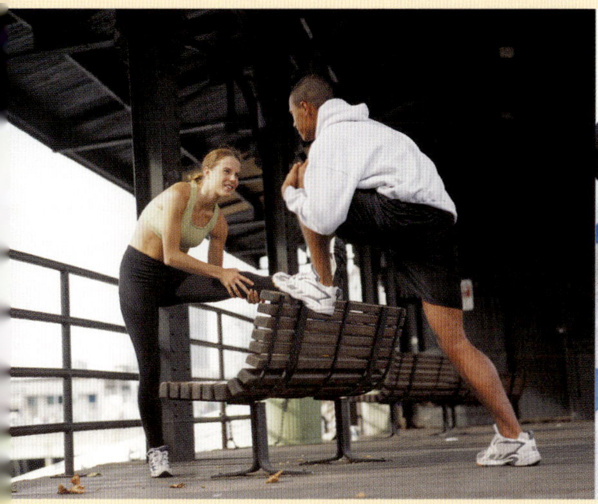

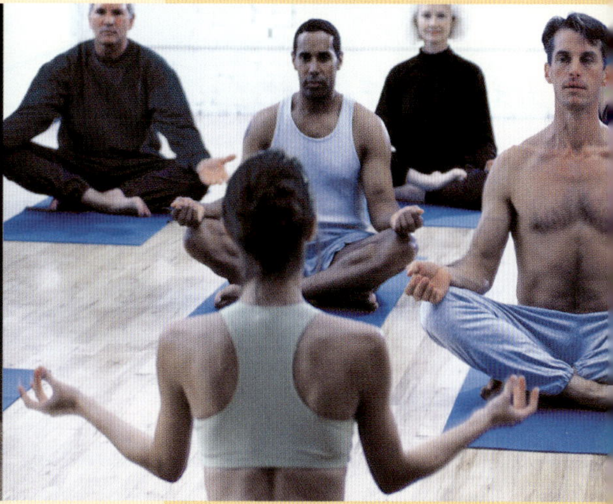

何かスナックを探しているのなら、アーモンドには、体内のコレステロールレベルを下げる効果のある一価不飽和脂肪酸が豊富に含まれています。そのうえ、ストレスに関連した胃症状の多くを軽減する効果的な治療薬でもあります。食べものの風味づけに使われるものとしては、レモンバームには気分や気質に対応する脳の部分に働きかけて不安やうつ症状をやわらげる効果があります。鎮静効果のあるハーブティーとして使うこともでき、血圧を下げ、神経性の動悸を抑えます。ビートの根にも血圧調整効果があり、胃酸過多やそのほかの神経性の消化器症状、たとえば胸やけなどがある場合は、野菜としてサラダに加えるのにうってつけです。消化器症状の治療薬としてよく知られているショウガは、神経性の頭痛や片頭痛をやわらげたいときにも使えます。またバジルは全般的な強壮剤で、集中力や記憶力を高めるとともに、うつ症状や不安を軽くします。

昼休みの活動

職場に着替えを置いておき、昼休みに軽くジョギングしましょう。一緒に走る仲間がいれば、落ち込んでいて出るのがおっくうなときでも、走ろうという気になれます。

昼休みのヨーガのクラスなど、なんでもいいですから、決まったエクササイズクラスに参加するのもいいでしょう。血中のストレス誘発ホルモンを燃やし尽くすことによって、平穏で落ち着いた感覚がもたらされます。そういったエクササイズクラスはヘルスクラブや公民館、保健センターなどでよくやっています。

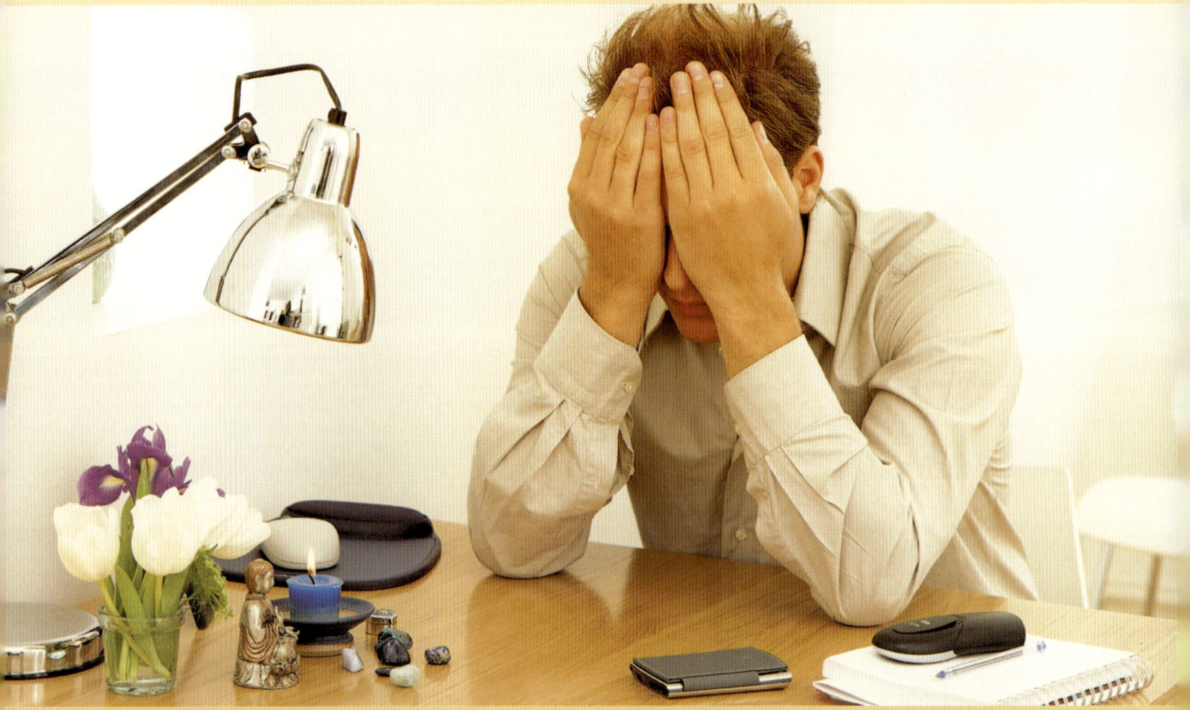

緊張をやわらげる瞑想

クリスタルとかキャンドル、聖像、花など、何か特定の物に注意を集中することによって、緊張や不安を体から流しだしましょう。

■静かな場所に楽な姿勢で腰をおろし、何か気に入った物を選んで数分間意識を集中させます。ほかのものには一切気を散らすことなく、その品物の像を心に刻みつけるのです。色や質感、その表面に織りなされる光と影の戯れをじっくりと見つめましょう。その物体の像が、ほかのあらゆる考えや不安、悩みを心のなかから押し出してくれるでしょう。

■その物体を隅々まで心に刻み込んだら、両手をお椀形にして目にあて、光を完全に遮断します。見えなくなっても、物体の完全なイメージを保ち続けます。

■物体からあたたかな光が放射されるにつれ、体のあらゆる筋肉がリラックスし始めるのを感じます。光のオーラがどんどん広がって、あなたの全身を包むのが見えるでしょう。

■その安らかであたたかな、心地よい感覚を10分ほど味わってから、現実の世界に戻りましょう。

気功

このエクササイズシステムの起源は中国にあります。体の生命エネルギー(「気」)を整えて、強力な心身治癒システムを発動させることを中心とするものです。ここに示す動作は「スリー・タップス」と呼ばれ、全身をめぐる血流を刺激してエネルギーの流れのバランスをとることによって、午前中の仕事でたまった緊張や不安を取り除くのを助けます。

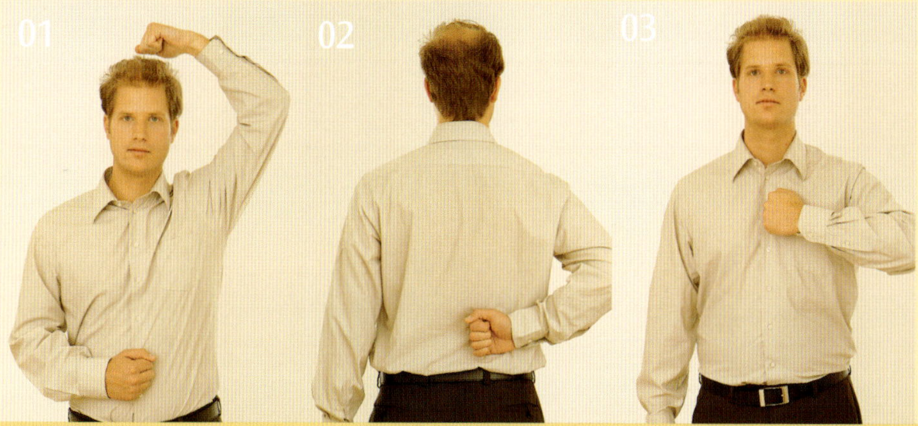

(01)親指を人差し指に押しつけるようにして、両手を握りこぶしにします。こぶしの平らな面で、頭と首の後部を叩きます。背骨の両側を叩いてから、上のほうに移動して頭全体から額にかけて叩き、ふたたび首のところまで下がります。しっかり叩きますが、強くてはいけません。痛みを感じない程度にします。

(02)こぶしの背のほうを使って、腎臓のあたりを軽く叩きます。右の腎臓を叩いてから左の腎臓を叩き、腎臓の上部を叩いてから下部を叩きます。決まった時間はありませんが、両側を1〜2分ずつ叩けばいいでしょう。

(03)こぶしの先の部分で、胸の中央を2分ほど叩きます。3回ずつ連続して叩き、最初の1回を強めにします。ちょうど心臓の鼓動のリズムのようになります。

この一連の叩く動作には心身を非常に活気づける効果があります。すっかり元気になってストレスもなくなっていることに、きっと驚くでしょう。

在宅勤務のストレス対策

ある推計によれば、在宅で仕事をする人の割合は今後10年で3人に1人にまで高まるということです。毎日の通勤から解放され、渋滞にひっかかったりバスや電車にすし詰めになっていたりする時間もなくなります。オフィスのくだらないうわさ話や意味のない職場の儀式でむだになっていた時間も有効に使えるのです。それを考えれば、在宅勤務はまるで天国のように聞こえます。でも、ほんとうにそうでしょうか？

場所を分ける

在宅勤務に変わった人たちが声を大にして言うことのひとつが、移行を成功させるには仕事スペースと家事スペース、仕事をする時間と家庭生活の時間との区別を明確にする必要があるということです。いちがいに決めつけることはできませんが、私たちの多くは「仕事に出かける」という習慣が深く身に染みついています。ですから、毎朝「出かける」仕事場

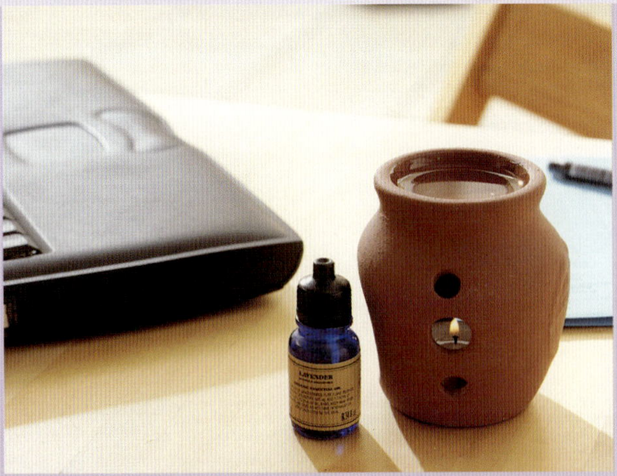

かぐわしい解決策

在宅勤務の大きなメリットのひとつは、身の回りに好きなだけ香りをたてられることです。専用のオイルバーナーにキャリアオイル20mℓ（茶さじ1杯）を入れ、不安を静めるためにはラベンダー・エッセンシャルオイル3滴とローズ・エッセンシャルオイル2滴を加えます。同じように、記憶力を高めるにはローズマリー4滴にローレルとペパーミント1滴ずつを、やる気を出すにはタイム、パイン、シダーウッドをそれぞれ2滴ずつ加えます。

吟味する

この霊気エクササイズ(右写真)は「ストップ!」と呼ばれています。あのいやな痛みやうずき、気分の落ち込みや、うまく対処できていないという感じの原因となる、身体的な行動や精神的感情的パターンを吟味するのに必要な時間を与えてくれます。

■いつ、何をしていようと、思いついたら即、やっていることを「ストップ」します。その場で動きを止め、自分の姿勢に注意を向けます——だらしなく背中を丸め、へっぴり腰になってはいませんか? そのとき何を考えていたかにも、注意を向けましょう。やっていることに真剣に取り組んでいましたか? どこかほかのところにいるのならいいのに、と思ってはいませんでしたか? その瞬間の自分の状況についてどんな感情を持っていたかにも、注目しましょう。30〜60秒間、こうして吟味を続けます。

■ふだんの活動を再開します。

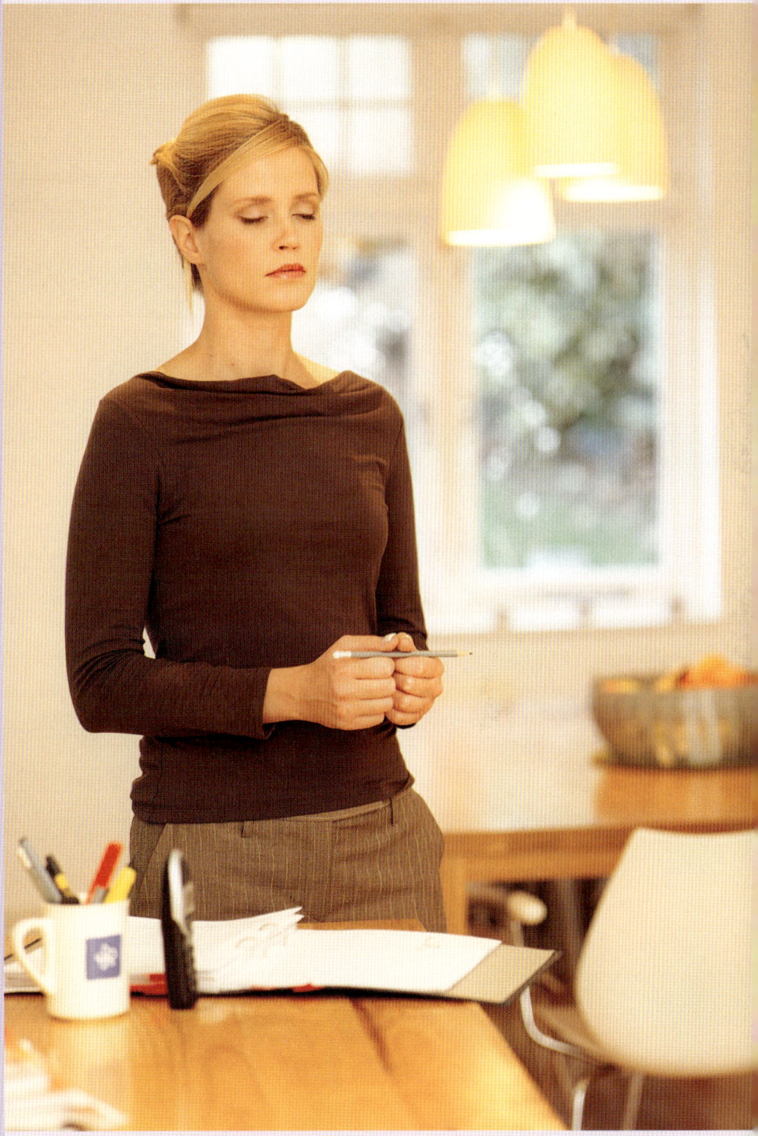

有利な点

■通勤時間ゼロ、通勤のための出費もゼロ。

■仕事の合間に家事をこなせるので、週末にはたっぷり自由な時間が持てる。

■一番楽な服装で仕事ができる。

■いつでも好きなときにヘルシーな飲みものを自分で用意できるし、昼食には何でも食べたいものを食べられる。

■オフィス内の力関係に気を散らされることがない。

■いつでも必要なときに休憩できるし、気分転換が必要なときには本を読んだり音楽を聴いたりできる。

■照明や暖房、換気を、自分が一番快適なように調節できる。

■仕事をしながらも、地域社会の一員であるという感じを強く持てる。

■家族の要求に合わせて仕事時間を調節できる。

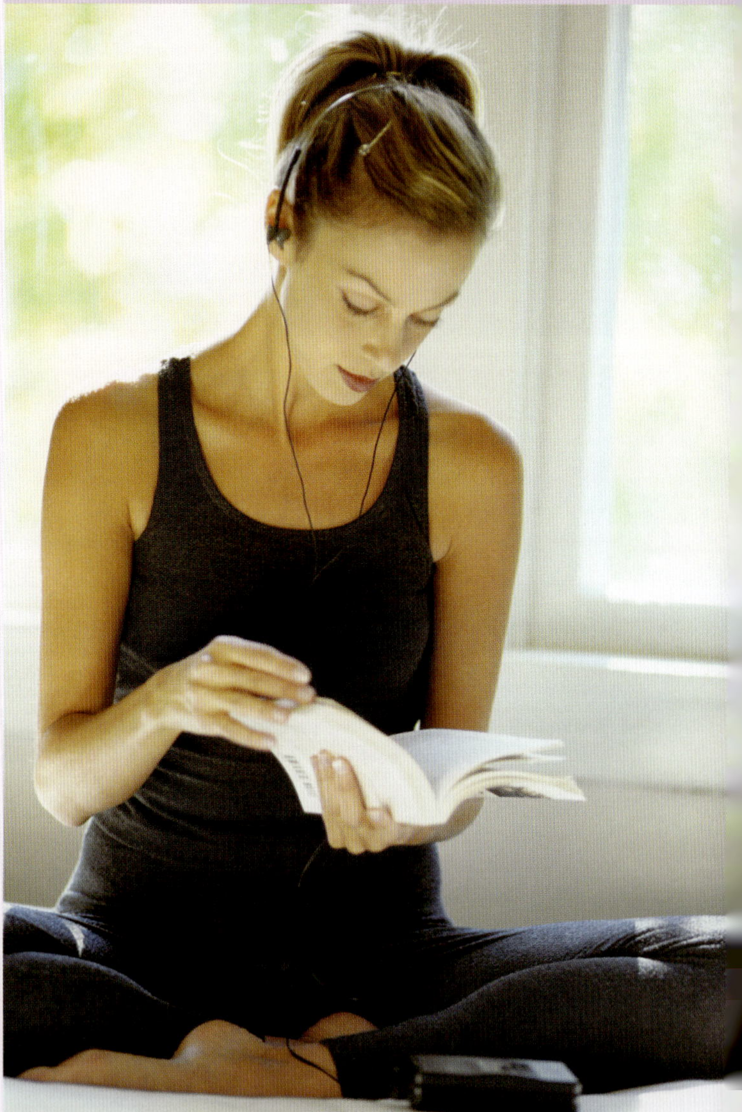

としての独立した部屋を家のなかに持つことは、たいそう有益です(しっかりした造りの離れを庭に設置したり、屋根裏を改装したりしてもいいでしょう)。そうすれば、一日の終わりには、その部屋を出てドアを閉めることによって、仕事をきっぱりとシャットアウトできます。

生活のこのふたつの部分を明確に分けておかないと、恨みや憤り《いきどお》の念がどうしても起こってきて、必ずストレスレベルの上昇につながります。家のなかのある場所を兼用しなければならないなら、一日の仕事が終わればコンピュータやファイルキャビネットを衝立で隠しましょう。絶えずそちらに注意が引かれるようなことのないようにするのです。

向き・不向き

在宅勤務を決める前に考えておくべき次に重要なことは、あなたが「仮想社会人」、つまり仮想世界では他人と一緒でも現実世界ではひとりぼっちという立場に向いているかどうかです。チームの一員だったり、同僚にアイディアをぶつけて直接の反応が得られたりしないと、仕事に必要なやる気を見いだすのがむずかしいという人もいるものです。そういう人にとって、在宅勤務による孤独は不安の源になるかもしれません。もちろん、ウェブ画像や電話会議設備を使えば、家にいても何人もの同僚と同時に話したり、目を見交わしたりすることさえできるわけですが、誰もが、そういった接触の含まれる仕事についているわけではありません。

家族の支え

最後に、ひとり住まいでないかぎり、家の一部を仕事場に変えるという決定には、家族の賛同が必要です。在宅勤務を成功させるには家族の支えが不可欠なのです。

不利な点

■遅刻に目を光らす上司がいないので、朝ベッドから出るのがおっくうになりがち。

■ほんとうは仕事をしなければならないときに家事や買いもの、ガーデニングをしたり、日中からテレビを見たりしないようにするためには、強い自制心が必要になる。

■家を仕事場として改装するには費用がかかる。ランニングコスト——電話や暖房、エアコン、事務用品、保険などの費用——もばかにならない。

■せわしない職場のざわめきが恋しくなるかもしれない。

■職場にいて自分の持ち場を守っていないと、取り残されたような気持ちになるかもしれない。

■仕事場の同僚がいないと、張り合いがなく寂しく感じるかもしれない。

■あなたは同僚からのフィードバックを必要とするタイプかもしれない。

解雇に対処する

解雇という事態がもし実際にあなたの身に降りかかるようなことになれば、その影響ははかりしれません。仕事を失うことは単に収入源を失うことを意味するだけではないのです。自尊心も深く傷つきます――たとえ自分にはなんの落ち度もないとわかってはいても。初期の段階で感じるかもしれない感情としてはほかに、恐れや拒否、絶望があります。恥ずかしい、失敗したのだという思いを味わうという報告もよくみられます。家族や友人に話さなければならないというので、その絶望感はますます強まるばかりです。

最初のショックがいくらかおさまると、次に優位に立つ感情は怒りです。「なぜ私が？　人生の盛りを会社に捧げたのに、なぜこんなふうに私の生活をめちゃめちゃにできるのか？　私のことなんてどうでもいいというのか？」

この状況をよい方向に向ける最善の方法は、解雇がもたらした変化にうまく対処することです。このできごとを職業人生の終わりとみなすのではなく、前進し、さらによい待遇を得るチャンスと捉えましょう。同じような会社で同じような働き口を見つけようとするのではなく、たとえばこれを、方向を完全に変え、違う道を探すまたとない機会にしようと決意することもできるのです。どちらの道を取ろうと決めても、以下の点を考慮に入れてください。

■解雇に伴って得る資格のあるものは、必ずすべて受け取るようにしましょう。あなたの会社に人事部があれば、法律で定められている権利をそこでチェックしてもらいます。また経営者側が解雇手当の一部として、財務計画の助言を受けるための費用を持つてくれるか、再教育や

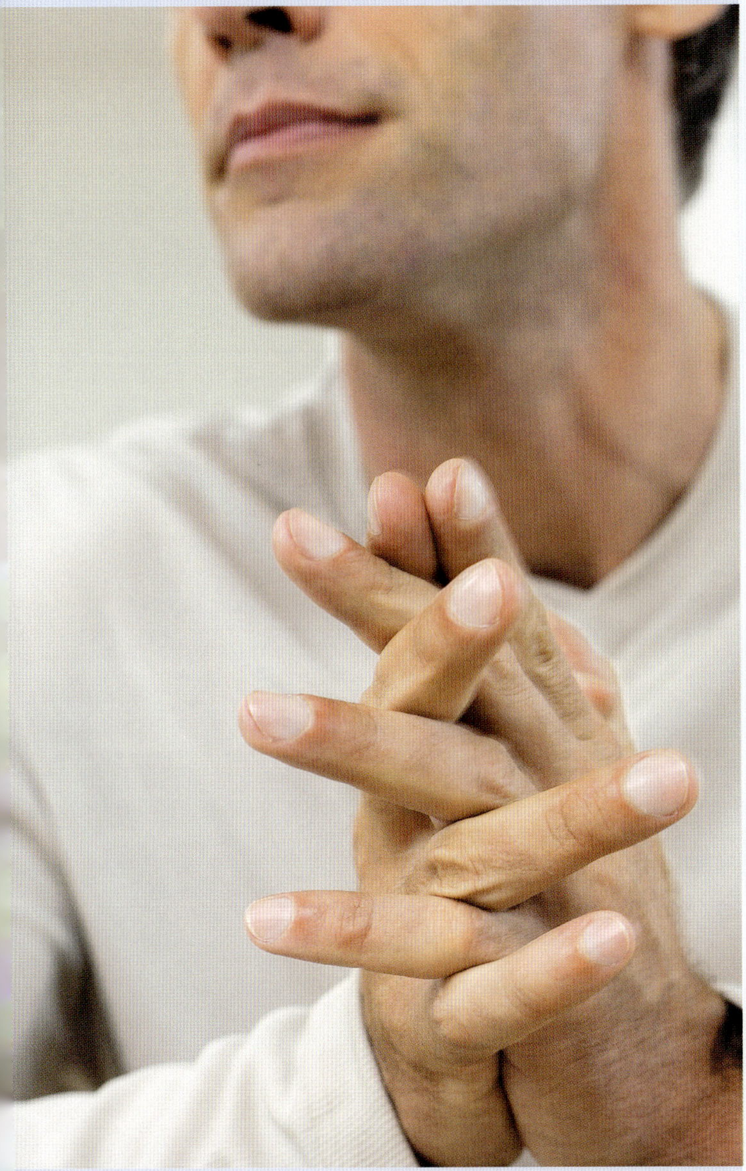

変化に 前向きに対処する

解雇という状況に対してあなたが前向きの態度をとれば、あなただけでなく家族にとっても、ストレスはそれほど問題とはならないものです。そのような態度を自分のものとするには、いくつかの段階を経なければなりません。各段階をよく理解し、目標達成に役立ててください。

第一段階では、変化が不可避であることを受け入れることが必要です。信頼できる心の友、あなたの力になり、変化を進んで受け入れるよう励ましてくれる友を見つけましょう。

第二段階では将来のための計画を行動に移します。第一段階の努力で身につけた精神力を総動員しましょう。財政的な問題も整理して、職探しや最新技術習得のための戦略を実行に移しましょう。

最終段階では、あなたが行った人生設計の変更と新たに採用した態度が、正真正銘、「新しい」あなたの一部となっているかどうかを判定します。もし単なるまねごとですませて問題を糊塗するなら、ストレスや不安はいつまでもあなたを悩ませ続けるでしょう。

再就職の斡旋をしてくれるかどうかも訊ねます。対応に不満があるなら、場合によっては組合や法律相談所、市民相談所などと連絡を取って、自分の権利をはっきりさせましょう。

■現実を見ましょう。あなたの唯一のあるいはおもな収入源は、一時的にであって欲しいとは思うものの、とにかくなくなってしまいました。それでも、利用できる財政資源を最大限に活用することで、この状況によるストレスを最小限に抑えることができます。ローンやクレジットカードの支払い、公共料金、車の維持費、食費、娯楽費、授業料、衣服費、雑誌や新聞の購読料など、あらゆる出費を書き出しましょう。そのなかで、なくても済ませられるものを決め、家計から削ります。次に、出費に優先順位をつけ、ローンなどほんとうに必要なものには充分な資金が確保されるようにします。車に乗っている場合、事情が変化したからには不必要な出費だとも考えられます。けれども、公共交通があてにならなかったり不便だったり、車を持っていることが求職計画に不可欠だったりした場合は、優先順位のリストのずっと上のほうになることもありえます。ローン会社やクレジットカード発行会社に連絡を取り、あなたの今の状況を説明して、一時的な支払い繰り延べまたは減額をしてもらえないかどうか交渉してみましょう。貸主に対しては、支払いを滞らせるより、率直に事情を話したほうがいいのです。今のあなたの状況は別に特別なものではないのだということを、忘れないように。

■履歴書を書き直し、自分の職業に関連のある新聞や雑誌、定期刊行物に目を通したり、見込みのありそうなウェ

時間と頭を使う

解雇されたあなたには、自由に使える時間がたっぷりあるはずです。家事や不必要な日曜大工仕事、あるいは昼のメロドラマにどっぷりつかりたいという誘惑に負けてはいけません。自分の時間、自分の頭をどうしたら一番有効に使えるかを考えましょう——なんらかの形のボランティア活動に参加するという手もあります。

たとえば、地元の病院や図書館、学校などでボランティアをするのはどうでしょう。何か特別な技術——たとえばコンピュータの専門知識とか——を持っているなら、青少年センターで自分の知識を若い人たちに伝えることもできます。

こういう活動は、殻に閉じこもりがちなあなたを外に引っぱり出し、人づき合いのコツを忘れないようにしてくれます。新しい出会いにも恵まれるでしょうし、自分を肯定的に見るのにも役立つでしょう。退屈したり、自分を役立たずと感じたりしなくてもすむのです。

ブサイトを見たりして、求人を探しましょう。どこにでも同じ履歴書を送りつけるのではなく、先方にもっとも関連があると思われる経験分野を強調するように、内容を適宜変えます。

■仕事の機会を広げましょう。大学で勉強しなおしたり職業訓練コースをとったりして、最新の技術を身につけることを考えます。まったく新たな職業につくための再教育を受けることを考えてみてもいいでしょう。たとえばガーデニングの趣味があるなら、短期の基礎講座を受ければ、造園という職業に結びつけることができます。

■心身の健康に気を配りましょう。失業中はどうしてもストレスがたまって、不安のレベルも高くなります。抑え込もうとすればするほど、恐れや不安は悪化しがちです。むずかしいでしょうが、自分の感情を家族や親しい友人に打ち明けましょう。ふだんの人間関係や家族関係から引きこもりたいという誘惑には抵抗しなければなりません。今後の選択肢について誰かにじっくり聞いてもらうことは、自分の置かれた状況を直視し、とるべき道をはっきりさせるのに役立ちます。なんらかの理由で友人や家族にはどうしても打ち明けられないなら、訓練を受けたカウンセラーに専門家としての助言を求めましょう。個人的な推薦状を持っていない場合は、まずかかりつけの医者に相談してみるのが最善の道です。

■給付金はもれなく請求しましょう。世帯収入が減っていることから、基本的な失業手当てのほかに、地方税の割り戻しとか再教育費用の補助といった手当ての受給資格があるかもしれません。

第5章

人間関係と家庭生活

ストレスはあなたの生活のあらゆる面に浸透します。つごうよく分けておくことはできません。ですから、もしあなたが仕事でストレスを受けていれば、まちがいなく、問題を家庭に持ち込むことになります。友達づきあいや家庭生活に有害な影響をもたらさずにはすまないのです。

職場でのストレス予防策（p.76～109を参照）の多くは、家庭でもそのまま使えます。たとえば、デスクを整頓して仕事場からストレスを追い出す必要があるように、家では散らかった部屋のストレス誘発効果に注意を払う必要がありますし、同時に、妥当な音量や適切な色彩、自然光に近い照明に、どれほど緊張をやわらげリラックスさせる効果があるかにも注目すべきです。また瞑想や運動は職場での不安や緊張を一掃してくれますが、同じように、人間関係の緊張をほぐして人とのつきあいや家族との団欒を楽しむうえでも役に立ちます。

私たちは誰でも、ときには仕事と私生活とのバランスがうまくとれなくなるものです。仕事の予定が重なりすぎ、スケジュールがきつくなりすぎると、ほかのことはすべて脇に押しやられてしまいます。せめてひとときだけでも、家族や友人の思いやりや理解がほしいものだと思うかもしれませんが、あなたの最愛の人もいつかは、アドレナリン漬けの仕事中毒人間を支えるのに疲れてしまうでしょう。そうなっても、驚いてはいけません。

それに、性生活についても、ストレスはまちがいなく情熱の大敵です。慢性的なストレスに悩む人たちのあいだの性機能障害は、びっくりするほど高率です。けれども、適切な雰囲気に少々のおいしい食事とワイン、そのあとに官能的なマッサージが続けば、思ったより早くベッドルームに引っ込むことになるかもしれません。

家のなかからストレスを一掃する

あなたにとって、わが家は避難所であり、安心できる場所。跳ね橋を引き上げて、外の世界からの襲撃を閉め出すことができる場所です。リラックスしてくつろぎ、その日のストレスをふるい落とせる所なのです。もしそうなっていないなら、何か手を打つ必要があります。

乱雑さとストレス

乱雑さとストレスは明らかに関係があります。朝、ベッドから出ると、床のくしゃくしゃのベッドスプレッドに半ば隠れた靴につまずきそうになります。急いで服を着て、子供のおもちゃや絵本を踏まないようにしながら廊下をよろよろとキッチンへ向かえば、いつものことながら、きちんと揃えてない新聞や半端な衣類が散らばっているのが目に入ります。カウンタートップは手紙や請求書、雑多なダイレクトメール、付箋紙、冷蔵庫の割れたマグネット、萎れかけた花の入った花瓶、読むつもりの記事のコピーなどで溢れかえっています――昨晩の汚れた食器はいわずもがなです。昨夜仕事をしていた書類をけさどうしても持っていかなければならないので、その1ページを探すのに10分は時間を取られます。車のキーを探すのにさらに5分。これでは、ストレスレベルがどうなるか、わざわざ言うまでもないでしょう。

風水

風水では、「気」(すなわち生命エネルギー)の流れを遮断しないよう、家のなかを整理整頓しておくことが肝心だとされています。たとえば廊下や階段は重要な通り道なので、いつも障害物のない状態にしておかなければなりません。でな

すべての物には場所がある

古いことわざに、「すべての物に場所があり、すべての物がそれぞれの場所にある」とあります。風水では、雑多な物が集まりがちな場所、たとえばテーブルの上などから、本来ほかの場所にあるべき物を定期的に取り除くことを勧めています。「気」が滞《とどこお》って害をなすのを防ぐためです。ヘアブラシや飲みかけのジュース、おもちゃのミニカー、コンピュータのディスクなどをそれぞれの場所に追い出し、車のキーのようなこまごましたものは小さな容器にまとめましょう。そうすれば、あちこち探し回る必要もなく、一石二鳥です。

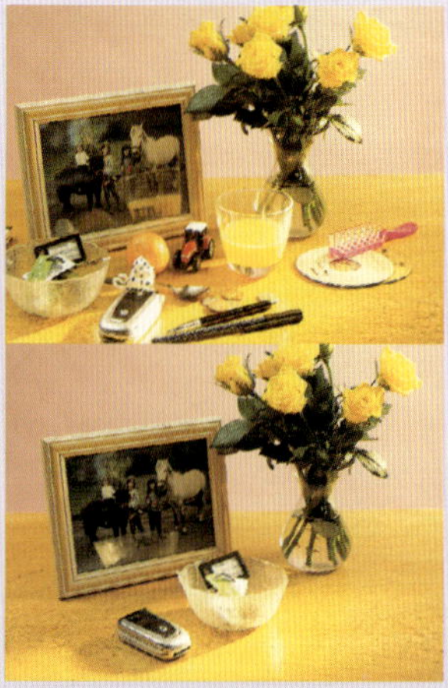

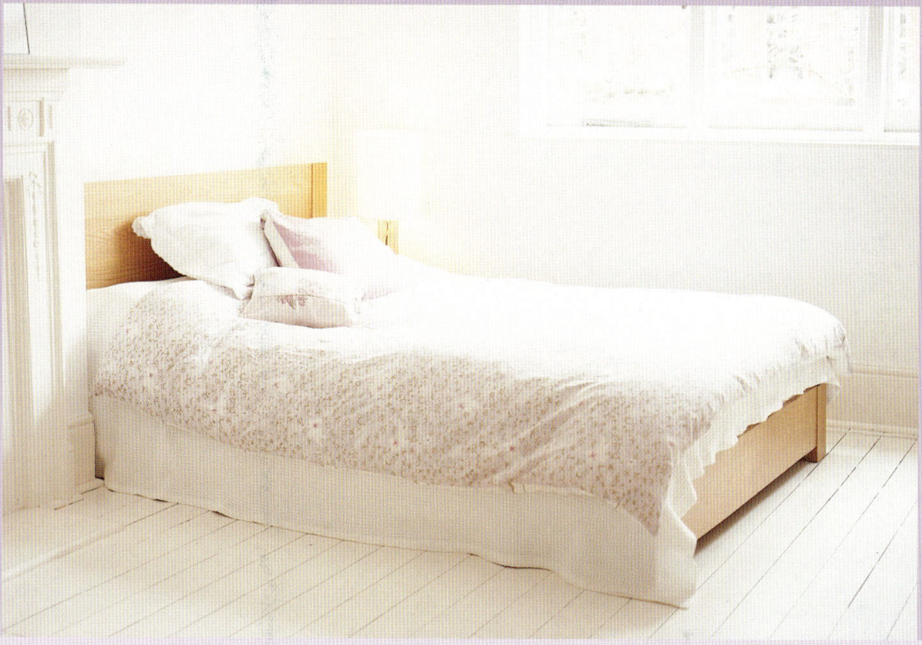

いと、家のなかをめぐる「気」の流れがさえぎられてしまいます。キッチンも同じ――乱雑なキッチンが危険なのは、熱いものや鋭利な調理器具といった命にかかわるものがあるせいばかりではありません。あなたや家族の食べものに、健康を損なうエネルギーが流れ込むおそれがあるからなのです。

けれども、とりわけ注意を払わなければならないのは寝室です。寝室をプライベートな特別の空間にしておきたいなら、整理整頓が絶対に必要です(右記参照)。寝室からごちゃごちゃしたものを取り除くことは、あなたの心から混乱を剥ぎ取り、霊的な静けさと、癒しをもたらす安らかな眠りの実現を促すことを意味します。

寝室を片づける

ここには気に入った物だけを置くようにして、ふだんの生活の身の回り品はすべて、引き出しやワードローブにしまいましょう。ベッドを写す鏡はふたりの関係に緊張を強いるので、風水では悪いものとされています。自然の光はとても大切なので、窓からの光はできるだけさえぎらないようにしましょう。

ストレスを追い出す道具

風水では、あなたの家からストレスを追い出すのに役立つさまざまな道具が用意されています。多くは、家やアパートメントのなかの「気」エネルギーを流れやすくするためのものですが、鎮静を助け集中力を高める働きをするものもあります。遮断され滞ったエネルギーは、往々にして、あなたのライフスタイルや精神状態を反映しています。ですから、あなたが運動や食事、瞑想など、生活のあらゆる面を改善するとき、風水はいっそう効果を発揮します。体の内部の水路の詰まりを取り除けば、心を解き放つ助けになるのです。

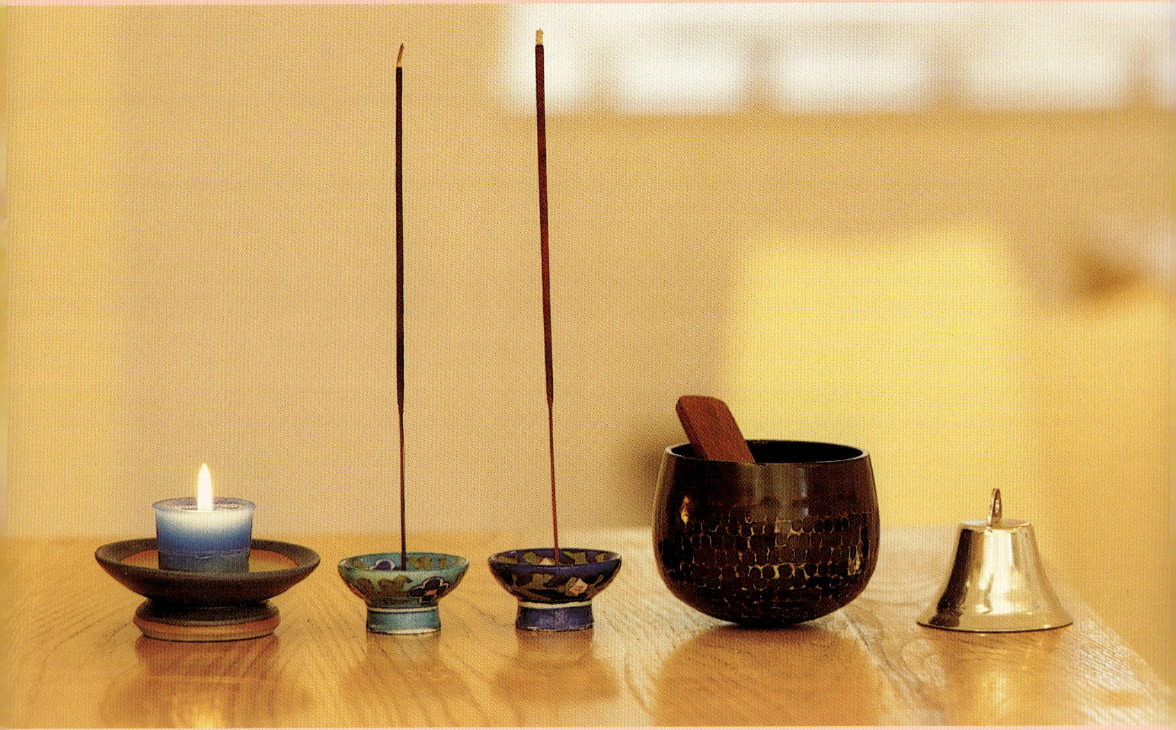

ろうそく

火をともしたろうそくを焦点として使えば、精神の集中にとても役立ちます。心を炎に集中させ、ほかのあらゆる考えを意識から押し出すのです。その光があなたの思考を満たすにつれ、緊張やストレスが剥がれ落ちていくのが感じられるでしょう。

香《こう》

世界中の多くの宗教や文化で、香《こう》はその場の空気を浄化し心を静めるために用いられています。

シンギング・ボウル

邪悪なエネルギー、つまり「病気」が存在する家は、あなたや家族の健康にとって好ましくないストレスを発生させます。よくできたシンギング・ボウルの共鳴音はこの「気」を散らして、空気を浄化し、あなたのなかに潜むストレス管理力を最大限に発揮できる雰囲気を作り出すのです。

ベル

ベルの澄んだ音色を使って、爽やかな活気を取り戻しましょう。

ウィンドチャイム

家のなかの「陰の気」がある場所では、ストレスや不安に伴う悲観的な考えを追い払うことがむずかしいものです。このような「気」が家に入り込むのを防ぐため、玄関のドアの外に、金属の棒でできたウィンドチャイムを吊るします。そこなら、わずかな風にも揺れて、絶えずよい音色を響かせてくれるでしょう。効果は疑問だと思うかもしれませんが、ぜひ数週間試して、気分が明るくなるかどうか確かめてみてください。

スマッジ・スティック

ハーブを束ねたものはスマッジ・スティックと呼ばれ、人や場所から「陰の気」つまり邪悪な作用を及ぼすものを払う清めの儀式の一部として、いぶされます。いぶした煙は、人によっては、ストレスや不安、気分の落ち込み、怒り、恨みなどを感じているときに特に効果があります。

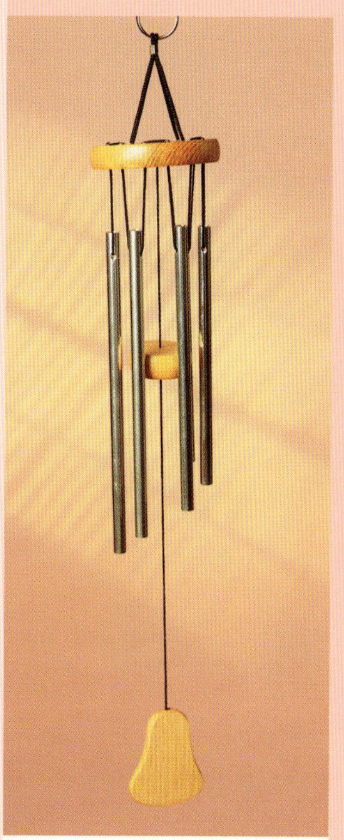

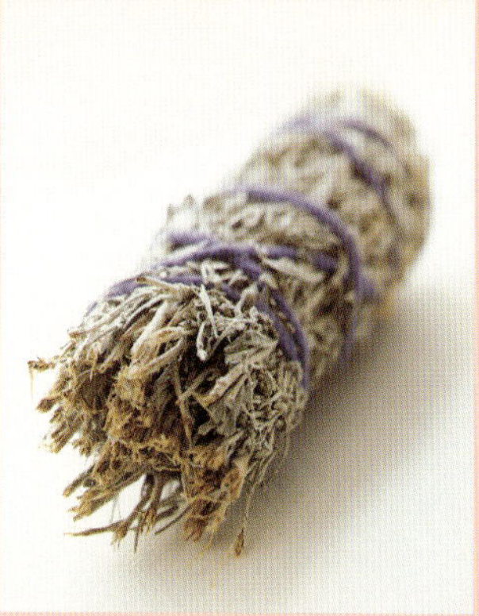

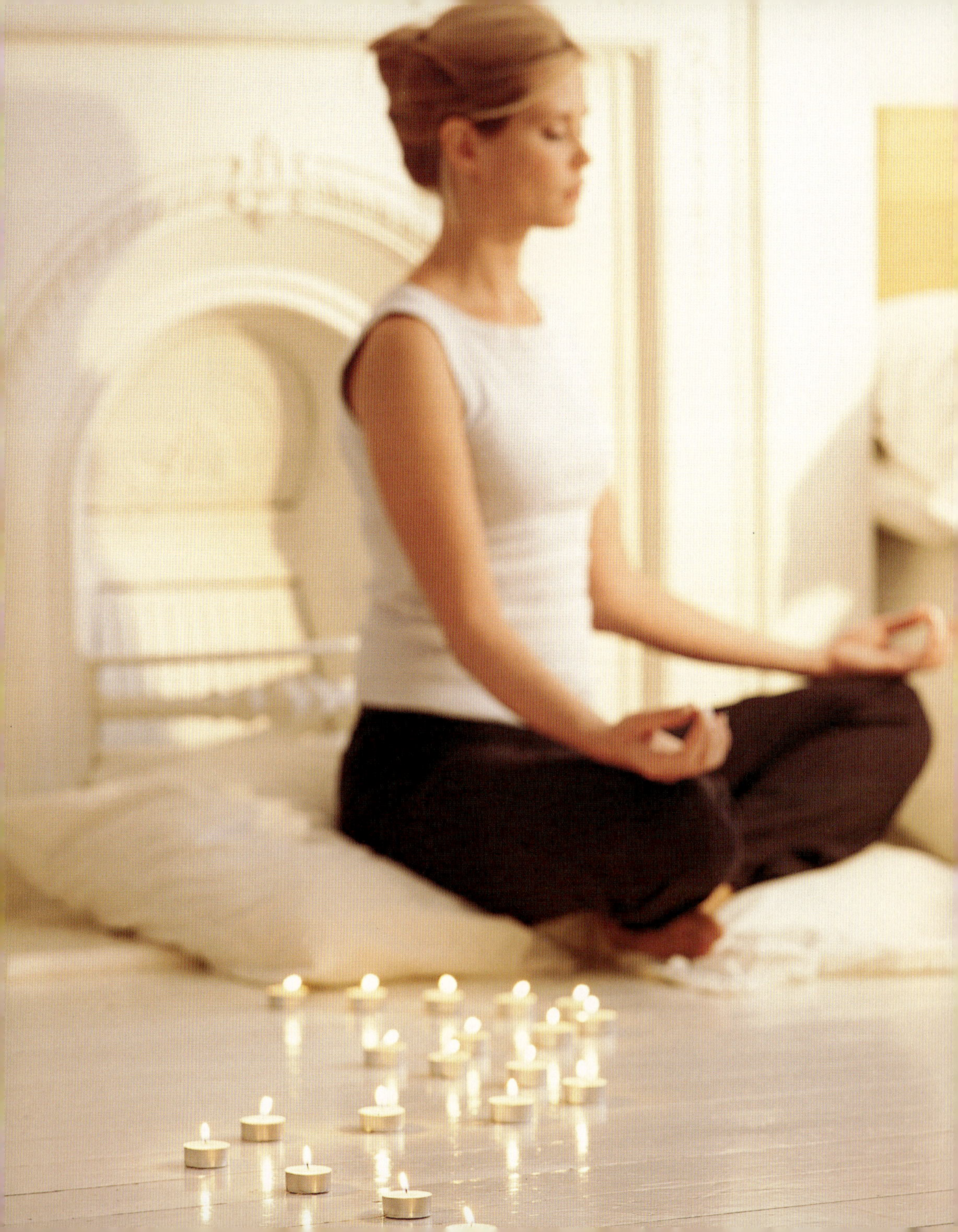

色と光

色彩は家からストレスを追い出すうえで大きな役割を果たします。私たちが色として見ているのは、実は電磁波のスペクトルの一部が反射したり透過したりしたものです。全スペクトルには狭い可視光帯だけでなく、ラジオ波や赤外線、紫外線、X線も含まれます。

寝室は親しみやすくて柔らかい、リラックスできるような色彩でまとめるのがいいでしょう。暖かいピンクや優しいオレンジならぴったりです。どちらも可視光帯の赤色端に近い色です。ストレスのない寝室にふさわしい色使いとしてはほかに、オフホワイトを基調として、淡黄色からベージュまでの色でまとめる方法もあります。原色に近い赤やオレンジは、寝室にはたぶん強烈すぎるでしょう。

キッチンには、黄色や大地の色合い——たとえば栗色、褐色、濃いベージュ、黄土色——などを使いましょう。リビングルームには、ごく淡い青色を持ってくることもできますが、この色は内向きの考え方を促す（フィーリング・ブルー《ゆううつな感じがする》という表現があることからもわかるように）ので、使う場合には注意が必要です。それに、青は部屋を寒々と見せるかもしれません。それよりは緑色がかった淡い色のなかから選ぶほうがいいでしょう。こういった色合いなら寝室やバスルームにも合います。

内装に中間色を好む現代の傾向からすると、家のなかには白い壁がどっさりあることでしょう。まぶしい白は、特に広い面積の場合には、ストレスのない雰囲気という観点からすると、どぎつすぎることが多いものです。寝室や、そのほか人が集まる場所には暖かみのあるオフホワイト系の色を、バスルームや家事室、そのほかの実用的な場所にはオフホワイト系のなかでも涼しげな色を選ぶほうがいいでしょう。

瞑想の場

暖かみのあるオフホワイト系が、家のなかの瞑想の場にはもっともふさわしい色合いです。ろうそくの炎は瞑想状態に入るのに役立ちます（p.115を参照）。けれども、あなたが周囲の物理的な状況を「心から消す」のを助けるため、瞑想とは関係のない、気を散らすようなごちゃごちゃしたものは片づけましょう。ただし、座るためのクッションは役に立ちますし、寒くなったときのためにショールを傍に置くといいでしょう。

注意：火のついたろうそくを使う場合、特に瞑想をする場合は、燃えやすいものから炎が充分に離れていることと、そうそくが倒れて火事になる恐れがないことを必ず確認しましょう。

電磁場(Electromagnetic Fields:EMF)

家庭でも、電磁場の有害な影響に気を配ることはオフィスと同様に重要です(p.80を参照)。ストレスによる頭痛や片頭痛、不眠などに悩まされるのを少しでも減らすため、使っていないときは電気製品の接続をすべて切りましょう。たとえば、寝室では寝る前にテレビのプラグを抜き、電気時計ではなく昔ながらのぜんまい式の時計を使いましょう。

こういった予防策は確かに有効ですが、電磁場は壁のなかや床下の配線とも関連があります。たいていの部屋では、これについてあなたにできることはほとんどありませんが、少なくとも一部屋——たとえば寝室——については、電気配線をすべて撤去することを考えてみてはどうでしょう。

フルスペクトル照明

照明が健康になんらかの影響を与えるのではないかという疑念が最初に裏づけられたのは、マウスを使った実験中のことでした。蛍光灯の光には太陽光の全スペクトルのうちでも欠けた部分があるのですが、マウスを蛍光灯のもとで飼育すると、自然光のなかで飼育したものの半分以下の寿命しかないことがわかったのです。

日光が弱い冬季には特に、屋内の照明に頼る時間が長くなりがちです。けれども人によってはこのような波長の欠損にとりわけ感受性が高く、季節性情動障害(Seasonal Affective Disorder:SAD)になってしまうことがあります。症状としては気分の落ち込み、緊張、性欲減退、ふつうのストレスへの対処能力の喪失、炭水化物に対する渇望、月経前緊張の増大などがみられます。

今はスペクトルの全範囲をカバーする人工照明が簡単に手に入ります。ただし、重症のSADは強力な「日光」ライトボックスの光を浴びる必要があるかもしれません。

クリスタル

次ページのローズクォーツのようなクリスタルは、室内の飾りとなるだけでなく、特別なパワーを持っています。家のなかの全員に行き渡るすぐれた癒しと保護の性質を持つと考えられ、あなたが弱く傷つきやすいと感じているとき、感情的な健全さを補強する働きもします。ローゼルとも呼ばれる淡紅色のローズクォーツはおもに、友好的な雰囲気と自信に結びついています。

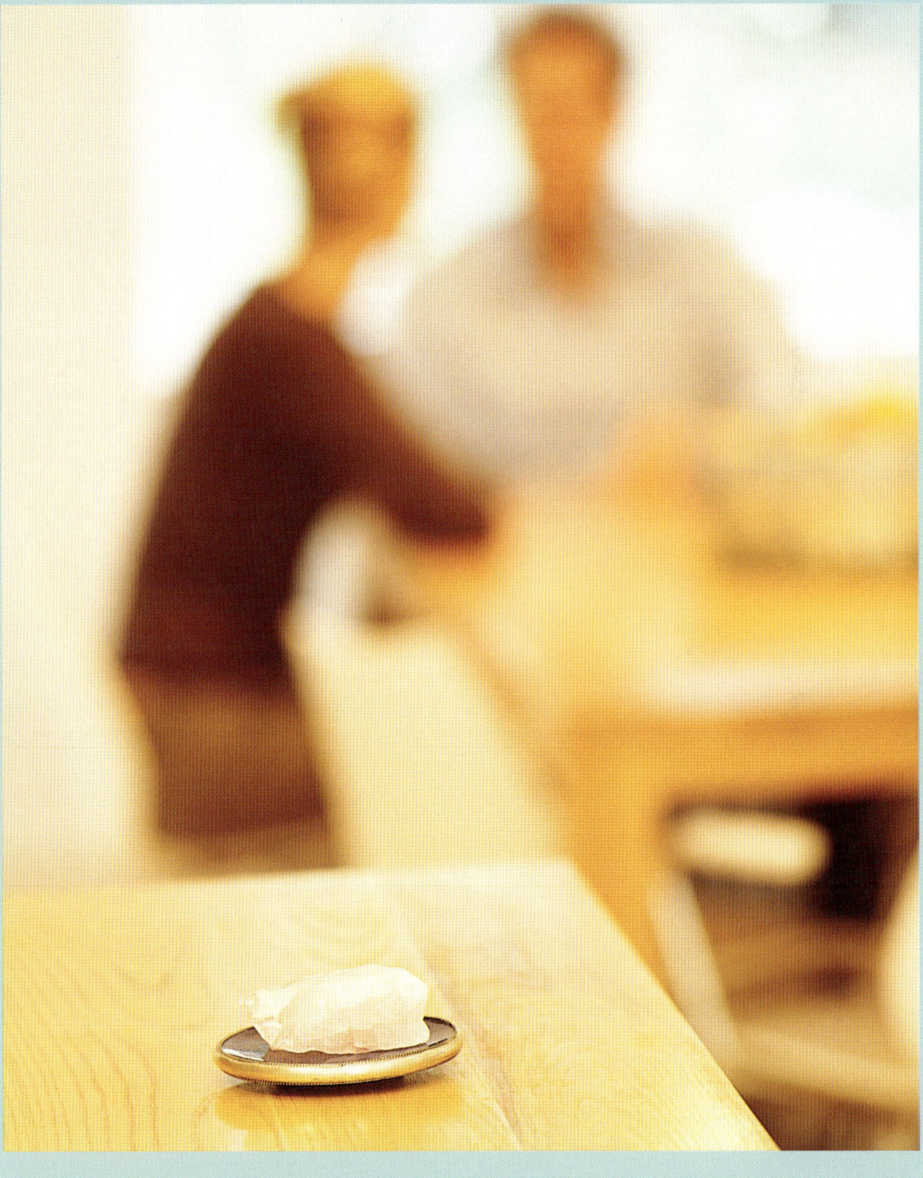

仕事と生活のバランス

「私は生きるために働くのであって、働くために生きるのではない」。これをあなたのモットーとすべきです。けれども、正社員の6人に1人が週に60時間以上も働く英国の現状では、この理想は悲しいかな、単なる願望に過ぎないかもしれません。そのうえ、毎日の通勤には平均して片道1時間以上かかるとなれば、勤めに取られる時間は週になんと80時間以上という驚くべき数字に達します。

長時間労働とストレスとの関係は充分に実証されています。調査の結果、ストレスレベルの高い社員の3分の1近くは、正規の労働時間よりも週に10時間以上もよけいに働いていることがわかりました。さらに憂慮すべきことに、このストレスレベルの高い人たちの70パーセントは、硬直した労働慣行にがんじがらめになっていて、就業時間にはまったく柔軟性がないのです。

その結果どうなるかは明らかです。雇用主のほうは欠勤率の増加や業績の低迷に悩まされるいっぽう、被雇用者のほうは、仕事と家庭をなんとか両立させようとして1日24時間にますます多くのことを詰め込んだあげく、生活の質の深刻な低下という犠牲を強いられることになります。

とはいえ、仕事をいつも目のかたきにすべきでないのはもちろんです。多くの人にとって、仕事は創造性を発揮する唯一のあるいは主要な捌け口ですし、視野を広げ、自分が生きている世界をよりよく知るための手段でもあります。働きすぎれば仕事と生活とのバランスが崩れますが、働かなすぎてもバランスは崩れます。それに職場は友人のほとんどと会える場所でしょうし、新しい出会いがあるのもたいていは職場です。

バランスをとる

- 出勤には充分に時間的な余裕を見込んでおき、遅刻をしない。そうすれば、残業をする言い訳がひとつ少なくなります。
- 残業や休日出勤をするように頼まれてばかりいるという場合は、「ノー」ということを覚えましょう。
- 人と会う場合は期日のずっと前にあらかじめ約束を取りつけておけば、それに合わせて仕事を調整できます。
- 仕事は職場に置いておくこと。書類仕事や企画を家に持ち帰ってはいけません。家で過ごす時間は配偶者や家族のために取っておきます。
- ストレスに負けて引きこもってはいけません。恐れや不安を感じている場合は、配偶者になんでも話しておくようにしましょう。

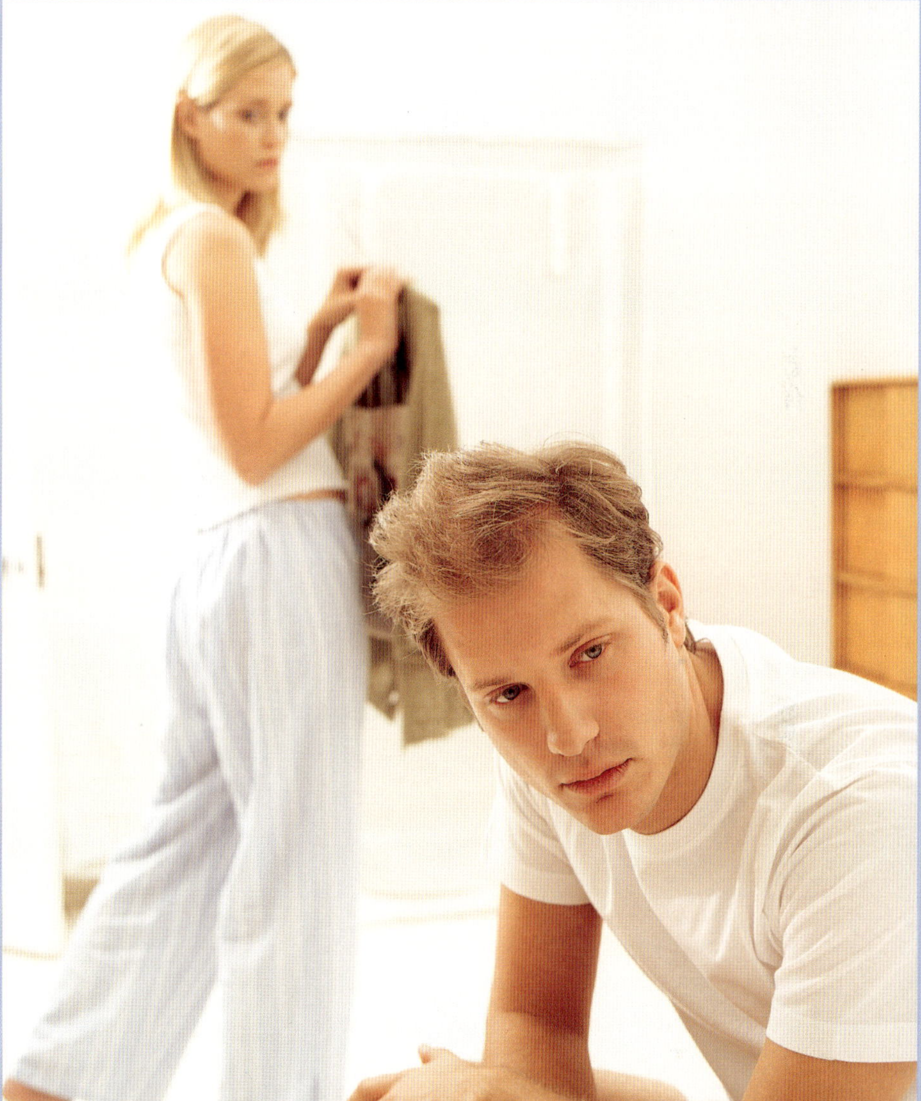

家族の行事

私たちは、ストレスというのは何かよくないことがら、たとえば仕事のプレッシャーとか快適でない住まい、人間関係のトラブル、お金の心配、交通渋滞、騒音などのせいで起こるものだと考えがちです。ところがおもしろいことに、ストレスをもたらすライフイベントの多くは実は「幸せなできごと」なのです。たとえば、ホームズ-レイ・スケール(p.18～19を参照)によれば、家族の休暇旅行とクリスマスのお祝いは、ストレスとなるライフイベントのリストでそれぞれ39番目と40番目ですが、結婚はそれよりずっと上、7番目に来ています。さらに興味深いのは、上位20項目のうち、仕事関連のできごとはわずか3つしかないことです。

ストレス・バイパス

家族の大きな行事が近々あるという場合、前もって計画を立てておけばおくほど、いざというときになってあわてるおそれがないものです。ストレスのない結婚式のヒントをあげてみましたので、参考にしてください。

■前向きの、つまり標的を絞った視覚化テクニックを試してみましょう。結婚式の準備のひとつひとつの段階が教科書のような正確さで進行するところを心に描くのです(p.42～43および48を参照)。視覚化のひとつのイメージとして、式を楽しんでいる家族や友人の幸せそうな顔を思い浮かべます。

■結婚式のような行事は、最後の詰めが甘いと大混乱に陥ってしまいがちです。詳細なチェックリストを作り、充分すぎるほどの時間をかけて、ひとつひとつ手配を完了させていきましょう。

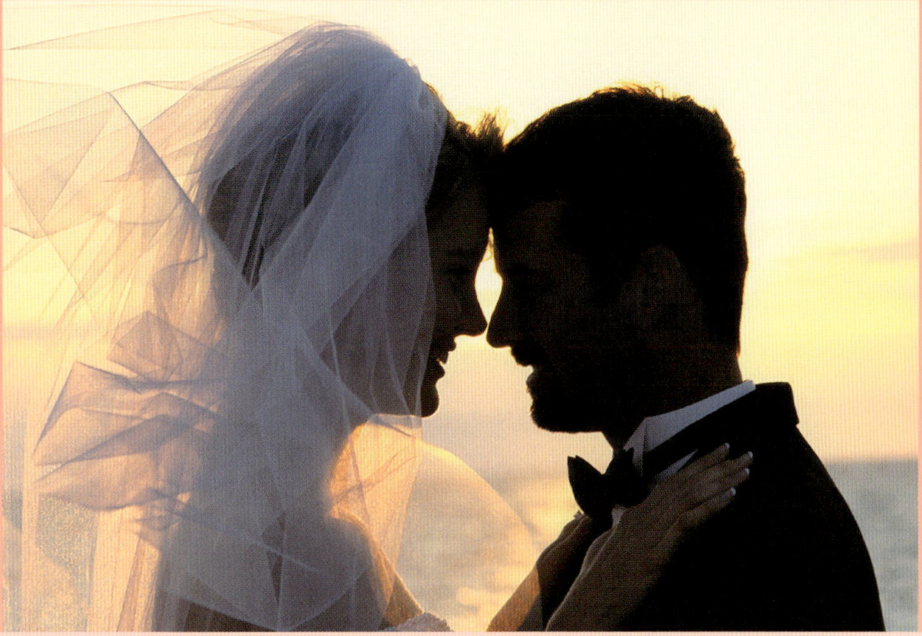

■あまり大それたことを望んではいけません。自分が無理なくこなせる以上に手の込んだことを考えたり、身のほど以上にお金をかけようとしたりすれば、ストレスレベルが増すだけです。

■人任せにできるところがあれば、そうしましょう。誰か信頼できる人に手配の責任を一部でも肩代わりしてもらえれば、あなたにとって式はいっそう楽しいものになりますし、友情を深めるきっかけともなるでしょう。

■結婚式のお祝いはどういうふうにするのが一番いいかについて、式にもっとも親密に関わる人たちからの助言に耳を傾けましょう。そうすれば、たいていの場合、ストレスレベルは下がるものです。

幸せなできごと?

私たちは誰でも、家族の結婚は幸せなできごとだと考えます。けれども、ストレス尺度のホームズ-レイ・スケールでは、結婚は解雇よりも順位が高いのです。

家でくつろぐ

わが家で過ごす時間はとても貴重なもので、一種の生活必需品といえます。あなたの時間とエネルギーを、みずから楽しむため、そして家族や友人に思いやりを示すために捧げるひとときなのです。とはいうものの、一晩まるごと家にいて、職場でのできごとをあれこれ思い返したりもしなかったといえる日が、正直いってどれくらいありますか？

家にいるときまで仕事のストレスを引きずらない一番いい方法は、そのためのある決まった行動様式――儀式と呼んでもいいでしょう――を設定することです。一日の仕事がもうすっかり終わったということを、意識のごく深いレベルに言い聞かせるわけです。あなたに合った儀式の要素を見つける必要がありますが（右記を参照）、まず手始めに、熱いお風呂やシャワーの前に服を脱ぐとき、ストレスも一緒に脱ぎ捨ててみてはどうでしょう。鎮静効果のあるラベンダーのエッセンシャルオイルを湯船に垂らしたり、ラベンダーの香《こう》を浴室でくゆらしてシャワーの蒸気と一緒に体に取り込まれるようにしたりしてもいいでしょう。続いて述べるヨーガのストレッチのように、仕事のストレスをほぐすのにぴったりの穏やかなエクササイズもたくさんありますので、好みに応じて選んでください。

化学的な手段でてっとりばやくストレス症状を緩和するというのは心をそそられる考えですが、たちまちそれなしでは過ごせなくなってしまいます。たとえばアルコールは最初は鎮静効果がありますが、飲みすぎたり、ほかのありふれた化学的刺激剤、つまりカフェイン（p.20～21を参照）と一緒に摂取したりすると、睡眠パターンを乱します。フルーツジュースやハーブティー（カフェインを含まないものがいろいろあります）、ミネラルウォーターを好むように味覚を慣らしていくほうがいいでしょう（p.24～29を参照）。

成功のひけつ

家での夕べのくつろぎのために、次のようなことをやってみましょう。

- ■ほんとうにリラックスできる服に着替える。おなかのでっぱりが気になる人は、絶えずへこましていなくてもいいように、ウエストまわりを覆うゆったりしたものを着る。
- ■家中を、お気に入りの香《こう》の心を静めるかぐわしい香りで満たす。
- ■照明を少し落とし、キャンドルの灯りでアクセントをつける。
- ■特に好きな音楽に耳を傾ける。何か楽器ができるなら、気楽な練習を少ししてみる。
- ■猫や犬のようなペットを撫でると、血圧が下がって健康にいいことが証明されています。また、歯科医院の待合室に水槽を置くことがほぼ万国共通であることからしても、世話の行き届いた観賞魚の水槽にストレス緩和効果があることは実証済みです。

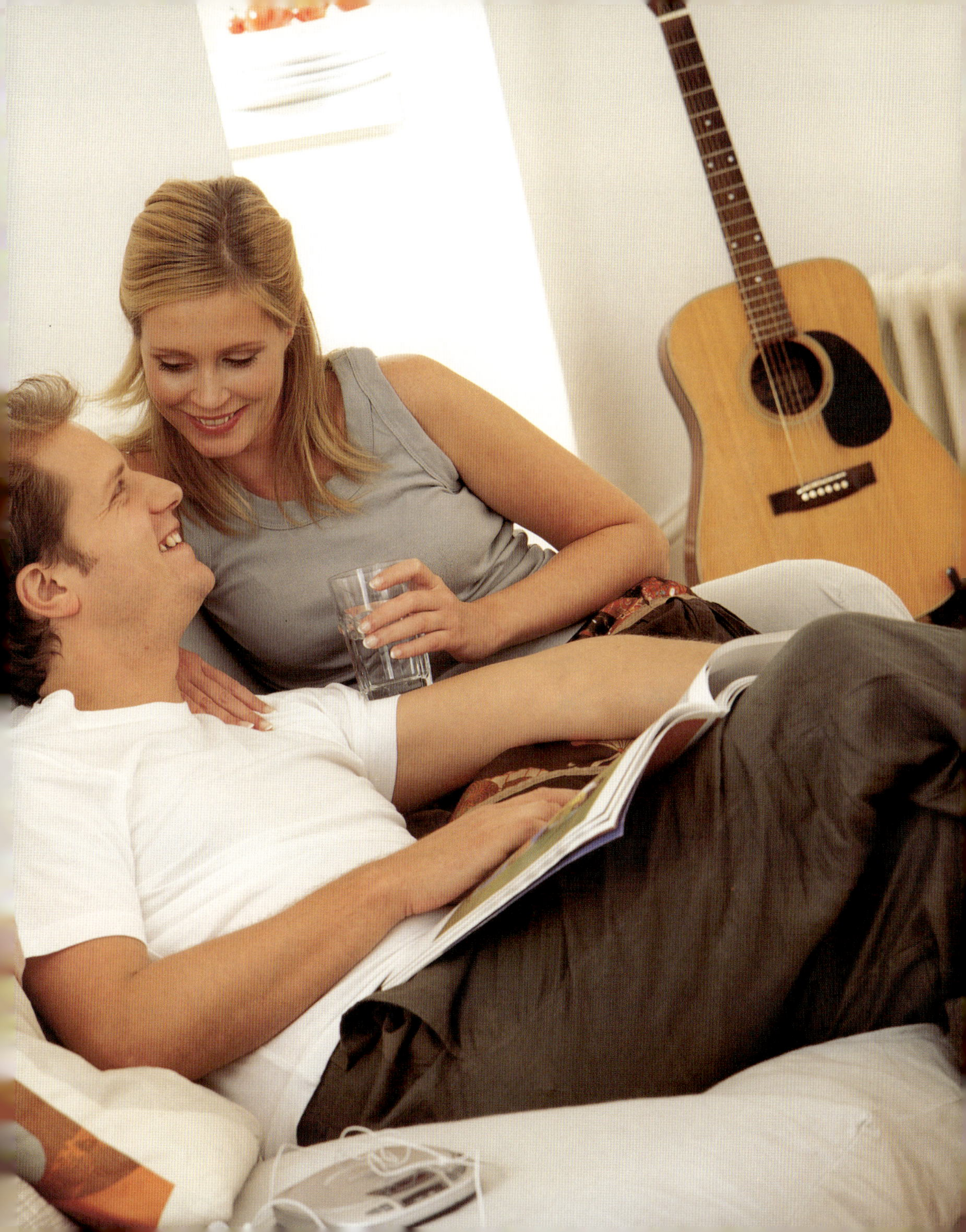

やさしいヨーガストレッチのいろいろ

ストレスと、それが体にもたらす緊張が一番感じられるのは首と肩です。リラックスのための日課のひとつとして、以下に述べるヨーガの基本的なストレッチエクササイズをやってみましょう(p.128～129も参照)。毎日ほんの数分かけるだけで、とても大きな見返りが得られるはずです。

写真のモデルは半蓮華座をとっています。けれどもこのポーズでなければならないというわけではありませんので、できない場合は足首を交差させて座ればいいでしょう——ただし、背中はできるだけまっすぐに保ちます。以下のエクササイズを何度もすればするほど、体の柔軟性は増していきます。最初のうちは、気持ちよく行える以上に動かそうとしてはいけません。

縦ストレッチ

(01)できれば半蓮華座で座ります。できないときは足首を交差させて座り、背すじを伸ばしてまっすぐ前方を見ます。肩をゆっくり回してほぐします。

(02)掌が頭上で合わさるまで、両手を同時にゆっくりと上げていきます。息を止め、このポーズで5秒間静止。息を吐きながら、手をもとの位置に戻します。3回繰り返します。

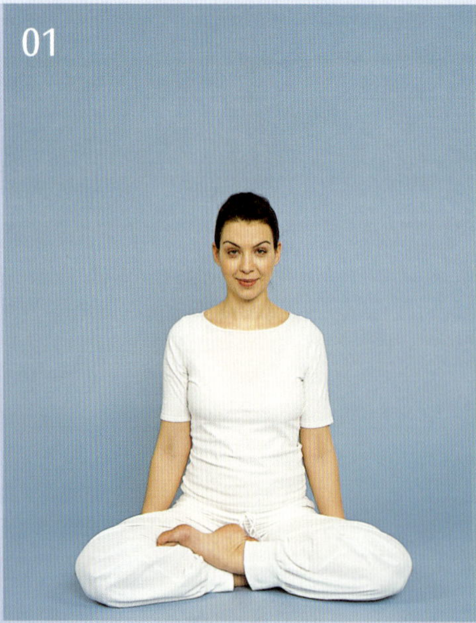

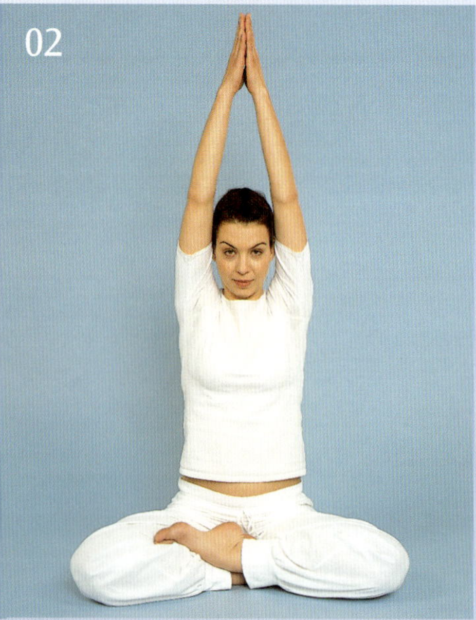

01

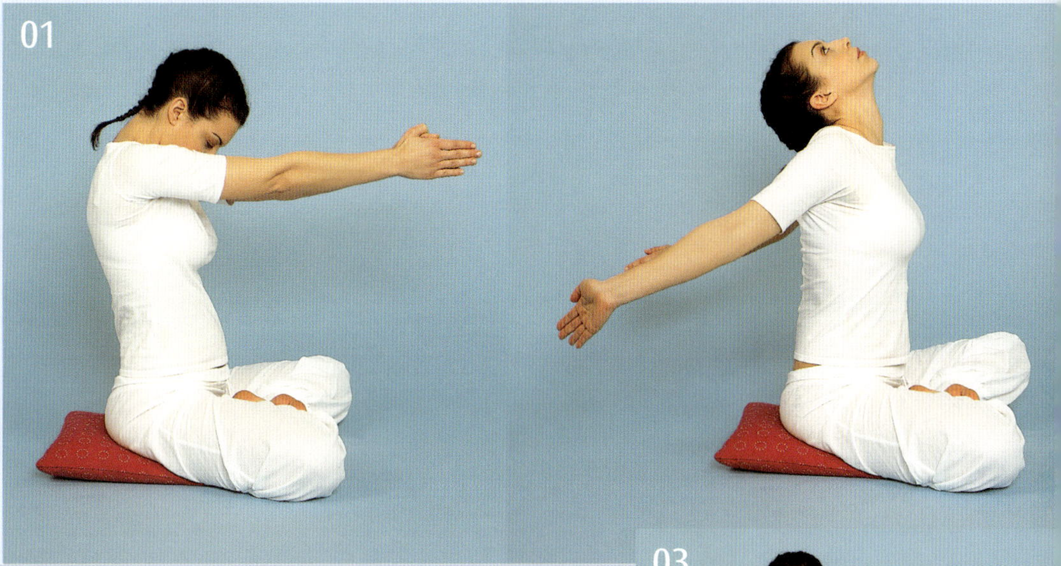

03

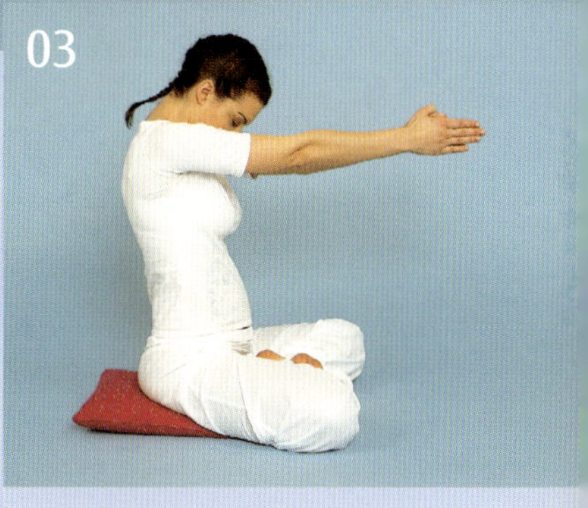

横ストレッチ

（01）半蓮華座または足首を交差させて座り、両手を前に伸ばして掌を合わせ、親指を組みます。腕は肩の高さに保持します。あごが胸につくまで、頭を下げます。背中をまっすぐに保つように注意します。この姿勢のまま、5秒間ふつうに呼吸します。

（02）息を吸いながら、両手を離して腕をできるだけ後方にもっていきます。このとき上を見上げるようにします。このポーズで5秒間息を止めます。肩と首に引き伸ばされるような感じがあるでしょうが、あくまでも、無理なく動かせる範囲で行うこと。徐々に、もっと後方まで伸ばせるようになります。

（03）5秒静止後、息を吐きながら腕を前に動かして、（01）のポーズに戻ります。ふたたび頭を下げてあごを胸につけます。2回繰り返します。

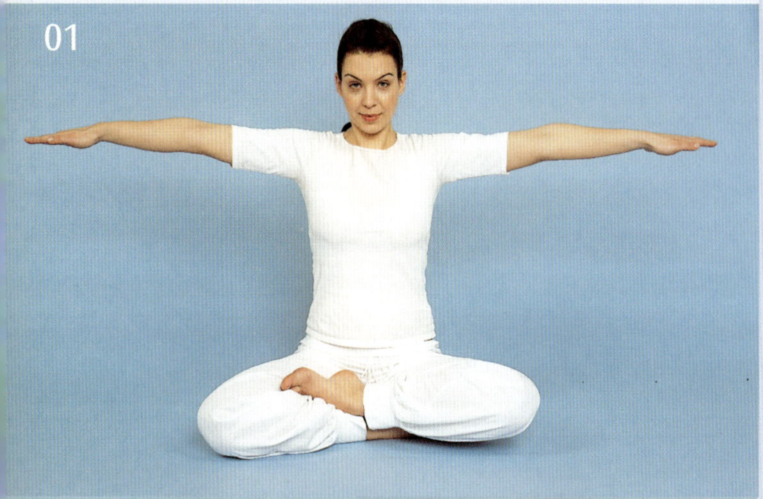

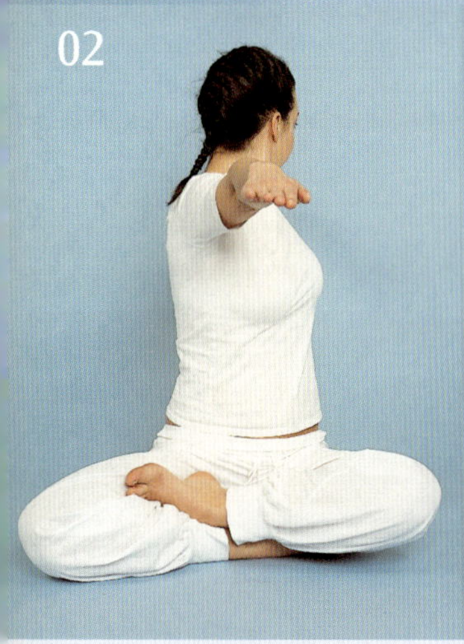

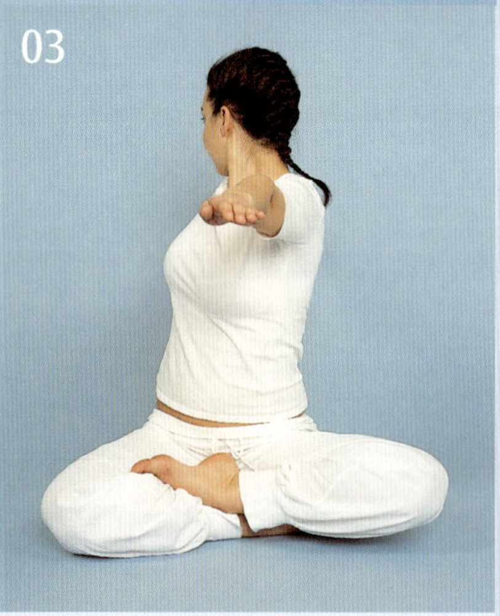

斜めストレッチ

(01) 半蓮華座または足首を交差させた楽な姿勢で腰をおろし、背すじをまっすぐにして腕を真横に伸ばします。腕は肩の高さに保ち、掌を下に向けます。

(02) 息を吸いながら、無理のない程度にできるだけ大きく体を左にねじります。同時に頭も後ろに向けて、左の手を見ます。両手は肩の高さに保ちます。息を止めて、このポーズを5秒間維持します。

(03) 息を吐きながら、今度は右に体をねじり、頭も回して右の手を見ます。息を止めて、このポーズで5秒間静止します。両側それぞれ2回ずつ繰り返します。

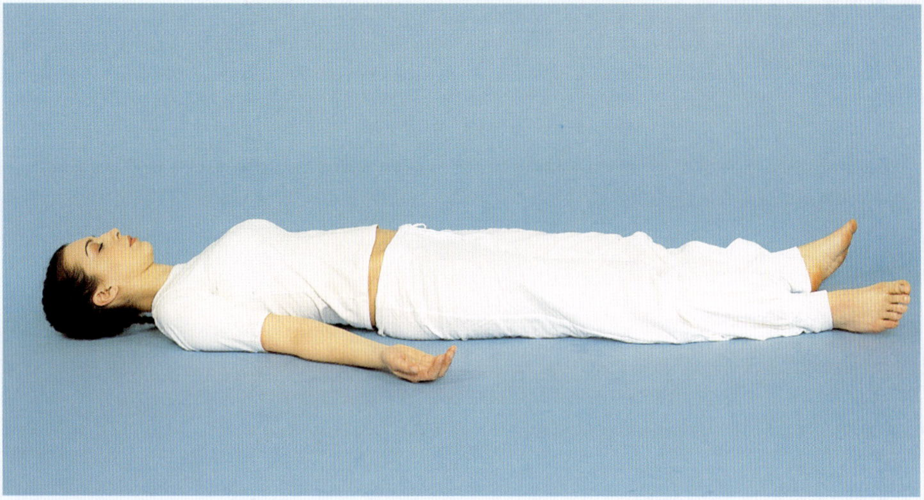

死体のポーズ

帰宅時にストレスをやわらげるために行うエクササイズとしては、シャヴァーサナつまり「死体のポーズ」と呼ばれるものもとても効果があります。筋肉をリラックスさせ、循環を助けるので、エクササイズとエクササイズのあいだのポーズとして使うのにも適しています。

静かで広々した場所を見つけ、あお向けにゆったりと横たわります。両腕は体から少し離し、掌を上に向けて、指は力を抜いて自然に丸めます。両脚をわずかに開いて、足は自然に外側に向けます。ゆっくりと深く呼吸しながら、呼気と吸気の長さを同じにしていきます。そうして静かにゆったりと呼吸しながら横になっていると、一日の緊張がすべて、体から床へと染み出していくのが感じられるでしょう。体のあちこちに順繰りに注意を集中し、緊張を見つけ出してはゆるめていきましょう。

利点

死体のポーズにはさまざまな利点があります。深いリラックス効果と血のめぐりをよくする効果があるだけでなく、体のあちこちの緊張に次々に取り組んでいくうちに、集中力も研ぎ澄まされます。その結果、イライラや疲労感、消化不良、息切れなどがあっても、10〜15分で軽くなるでしょう。さまざまなエクササイズのつなぎとして死体のポーズを使うなら、持続時間は3分ほどにとどめます。

性生活のストレスをなくす

無理をしすぎている、いつもプレッシャーにさらされていると感じる。不可能としか思えないような締め切りに直面して、もうやっていけないと感じることが多くなっている。頭痛や、首や肩の慢性的な不快感に悩まされることが増えている。もう何週間も、ぐっすり眠れたことがない。もしこういったことがあるなら、あなたの情熱的な生活に悪影響が出ていても、まったく驚くにはあたりません。

調査によれば、こういった問題は半数から3分の1の男女に性機能障害をもたらすらしいのですが、それらはみな、自分で自分に課したプレッシャーの結果なのです。住む場所や通勤方法、食事、職業、アルコール摂取量、借金など、ライフスタイルのさまざまな選択を通じて、自分自身に与えているプレッシャーです。「例のこともスケジュール帳に書き込んでおこうか」というのはちょっと冗談のように聞こえるかもしれませんが、ひょっとするとそれほどばかげたことではないかもしれません。家で共に過ごすロマンチックな夜を前もって計画することが、そんなにばかげたことでしょうか。おいしい食事にワイン、柔らかな照明に音楽、お気に入りのエッセンシャルオイルのほのかな香り、とくれば、何が起こってもふしぎはないのでは?

愛するための食事

ふたりのためのロマンチックな食事は、おいしくて食欲をそそり、準備が簡単でありながら風味や舌触りに深みがあるもの、そして何よりも、満腹になりすぎることなく空腹を解消できるくらいに実のあるものでなければなりません。おなかが重くなって、消化という大仕事に体が取り組むにつれ意識がもうろうとしてくることほど、ロマンチックな夜を台無しにするも

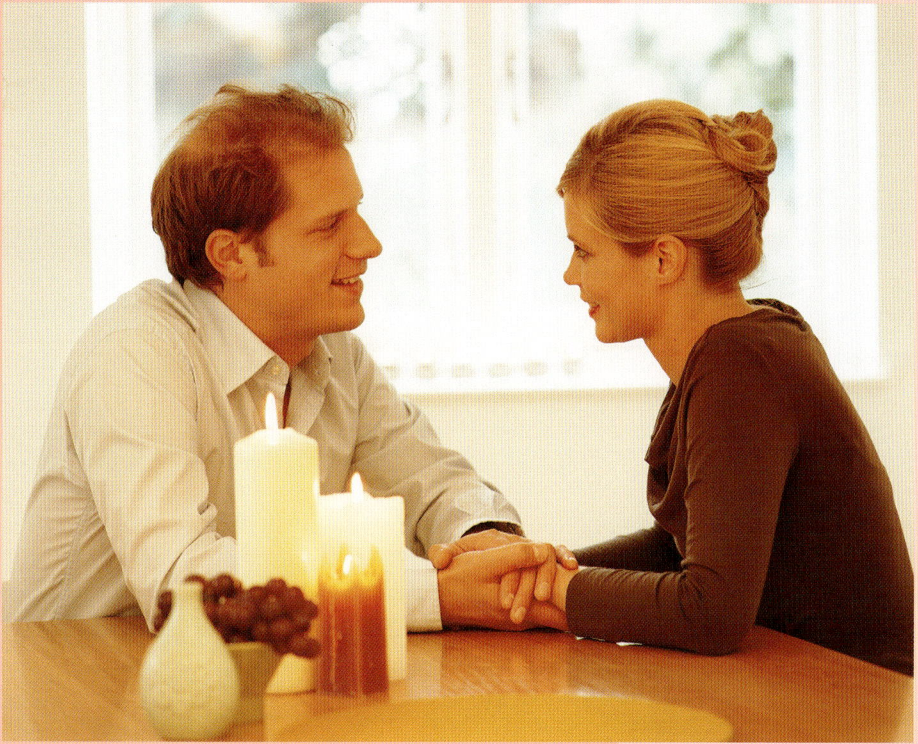

のはないからです。

あまりおなかにもたれず手もかからない、おいしくて食欲をそそるロマンチックな食事のヒントは次の通り。

■生クリームで煮込んだスモークサーモンにチャイブとレモンで風味をつけたもの。

■生のムール貝をスパイシーなチュニジア風ソースで煮込み、コリアンダーで風味をつけて、皮のパリッとしたパンと一緒に出す。

■ガーリックとタイム、リーキでほのかに香りをつけたベジタリアン風の白インゲンのスープに、ポテト少々。

語り合う時間をとる

日ごろから何でも話せる雰囲気を作っておくこと。互いにどこまでも誠実に、感じていることや恐れていること、希望や夢を語り合いましょう。触れ合うことは、ちゃんと目を合わせることと同じく、よいコミュニケーションには欠かせない要素です。

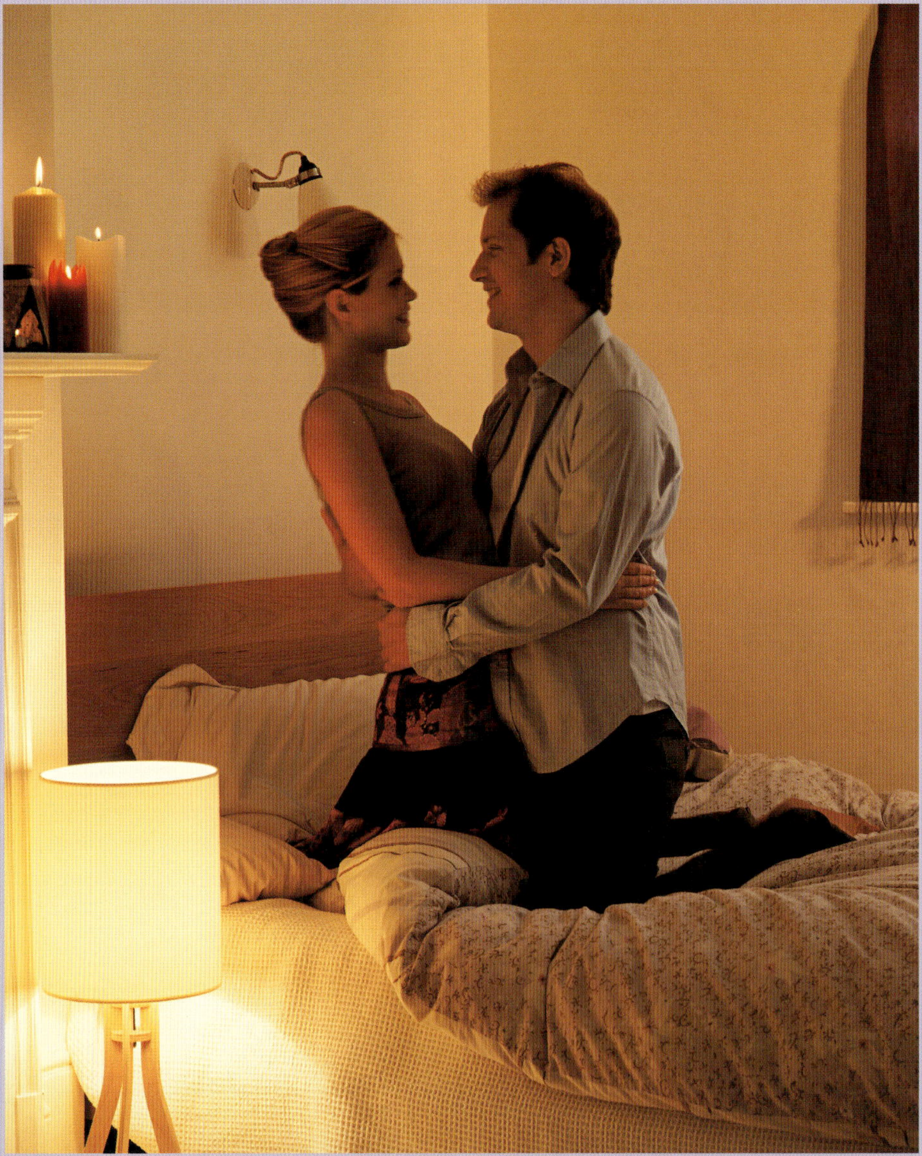

官能を刺激するマッサージ

軽い食事を、場合によってはワイン少々とともにすませたら、照明を少し落とすか、キャンドルに火をともします。ゆったりした音楽を低く流して、互いの腕のなかにいる喜びをもう一度しみじみと味わいましょう。お好みなら、ふたりのストレスを取り除く次のステップとして、官能を刺激するすばらしいマッサージはどうでしょうか。長い爪では痛いので、マッサージをする前に爪を切ったほうがいいでしょう。

マッサージオイル数滴を、少し温めたキャリアオイルに混ぜます(右記参照)。それを少し掌に取り、両手をこすり合わせて全体に広げます。ベッドまたは床に広げたマッサージマットに横になってもらい、ゆっくりと大きく慎重に手を動かして、肩と背中の上のほうのマッサージを始めます。背骨の両側を、上から下にマッサージしていきます。触れているときの相手の反応に気を配り、一番気持ちよく感じる部分を重点的に行いましょう。背中から腕に移り、指先までマッサージしていきます。次いで、手が滑らかに動くようにもっとオイルをつけながら、腰から殿部、太もも、ふくらはぎ、足へと進みます。

指のあいだで皮膚をころがすようにしながら、相手にとって心地よい強さの力で、肉厚の部分を揉んでいきます。加減がわからなければ、どれくらいがいいか、そのつど答えてもらえば、最大限の快感を与えることができるでしょう。最後は、手を軽く大きく動かし、指を体中にじらすように滑らせて終わります。

柔らかい清潔なタオルで余分なオイルを拭き取ります。そうしたら場所を入れ替わって、今度はあなたが、官能的なマッサージの心地よさを楽しみましょう。

マッサージオイル

アロマセラピー用エッセンシャルオイルのなかでも、ベルガモット、カモミール、ラベンダー、マジョラム、メリッサ、ローズマリーなどを好みに応じて使うことができます。キャリアオイルとしてはアプリコット、アボカド、ココナツ、グレープシード、スイートアーモンドなどが使えます。

全身マッサージには、大さじ5〜6杯のキャリアオイルが必要で、そこに5〜7滴ほどのエッセンシャルオイルを混ぜます。

注意

- ■妊娠初期の3ヵ月間はマッサージを受けないこと。
- ■切り傷や打ち身、腫れや炎症のある場所のマッサージは避けること。

親密な喜び

ワインを飲み、食事をして(p.130〜131を参照)、お互いに官能的なマッサージも楽しんだとなれば(p.132〜133を参照)、いよいよもっとも親密な行為に移るべきときです——でも、ちょっと待って。

水入らずの夕べがうまくいっているなら、一緒にいて安全で安心だとお互いに感じ、愛を交わすにやぶさかではないという気持ちになっているはずです。ただあくまでも、ふたりともそれを望んでいればの話です。食事やマッサージをしたからには、どうしても最後まで行く義務がある、たとえ自分はあまりその気になっていなくても、性的な行為をせざるをえないのだと考えることほど、ストレスや不安感をかきたてるものはないのですから。

セックスはコミュニケーションのひとつの形、深くて優しい形となりえます。ふたりがあらゆる抑圧から解放され、共にいて心からリラックスできるなら、それはなおさら豊かな意味を持つものとなるでしょう。ただし、よいセックスの邪魔をする垣根を取り払いたいなら、どちらも自分の望みや欲求を包み隠さずに話すのがあたりまえ。何か以心伝心のような作用によって、相手があなたの心のなかの秘密、ひょっとすると自分自身にさえ完全には認めていない願望をどういうわけか察してくれるだろうと思い込んではいけません。もしあなたがセックスについての話題を避けるなら、ベッドのなかであろうと外であろうと、ふたりの関係には疑念と誤解の忍び込む隙があることになります。

もし心のなかの秘めごとを声に出して言うなんてとてもできないというなら、それを伝える代わりの手段として、触れあいを使ってみましょう。抱きしめたり、キスしたり、手を握ったりといった自然な行為が、信頼を育む助けとなります。垣根が取り払われて、より親密な雰囲気が生まれるでしょう。

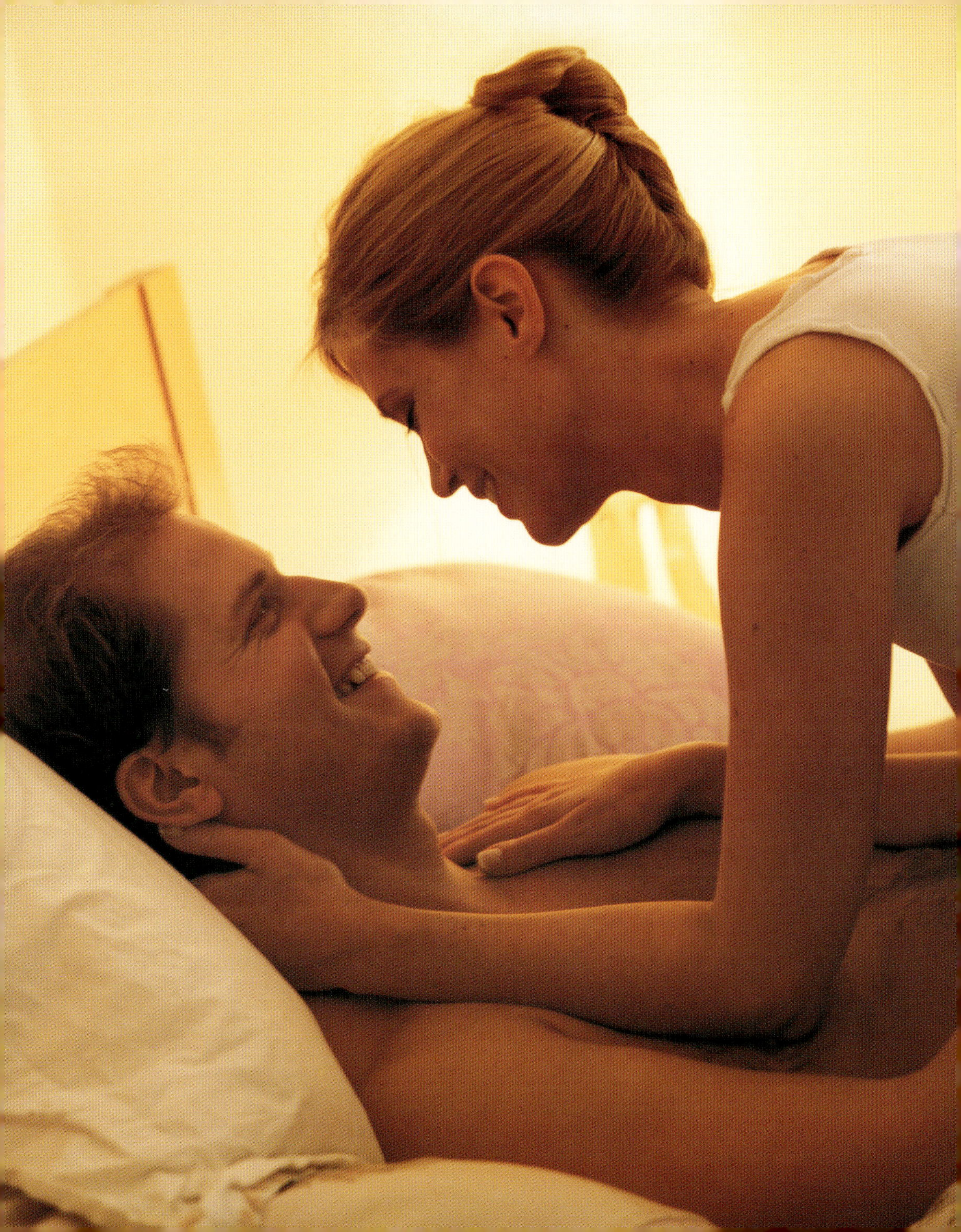

おもなセラピー

ストレスや不安の症状の軽減に実績をあげているセラピーには、いろいろなものがあります。本書で取り上げた特に重要なセラピーについて、簡単に紹介します。

アロマセラピー

「アロマセラピー」ということばは、1928年にフランス人のアンリ・モーリス・ガットフォッセが、自分の研究していた新しい分野の名称として初めて使いました。芳香のある植物油を用いて治癒を促進するという研究です。実験室で誤ってやけどした手をラベンダーオイルの容器に入れたことが、興味を持ったきっかけでした。予想より明らかに治りが早く、やけどの跡もほとんど目立たないくらいだったのです。

これは別に新発見というわけではありません。バビロニア人は7,000年以上も前に芳香性の植物油を薬用に用いていたという記録が残っています。同じように、多くの文化圏で、何世紀も前から植物油が治療に用いられていました。ガットフォッセの真の功績は、さまざまな植物油とその有益な性質を科学的に記述したことにあります。

気功

気功は治癒とエクササイズのテクニックとして、近年ますます人気が高まっています。基本的には一種の呼吸コントロール法で、それによって「気」つまりエネルギーを養い、それを全身の重要な器官に伝えます。

古代中国では「邪気を払い寿命を延ばす法」とされていましたが、こんにちではおもに健康法のひとつとして、いろいろな形の気功が中国武術とともに広く教えられています。

カラー・ヒーリング

色を用いて心身の健康に影響を及ぼすことは、エジプト、ギリシャ、中国、チベット、インド、マヤなどさまざまな文明で、何千年も前から行われてきました。けれどもヨーロッパではこの古代の知恵の多くが中世の「暗黒時代」に失われてしまい、ふたたび日の目を見たのは、ニュートンやゲーテといった人たちが光と色のパワーを見直し始めた18世紀以降のことです。

伝統療法やほかの相補的療法を補助するものとして正しい知識と充分な理解のもとにカラー・ヒーリングを用いれば、さまざまの身体的な不調の修復を助けることができます。体のエネルギーバランスの回復を必要とする症状はもちろん、注意力の欠如や頭痛にも効果があります。そのうえ、うつ病やSAD症候群などのストレス関連障害の治療にもよい成績を収めています。

クリスタル・ヒーリング

クリスタル・ヒーリングの効果は、どのタイプのクリスタルにも、電磁エネルギーを保持し集中させる力があるという原理に基づいています。クリスタルには天然のものも人工的に作られたものもありますが、地球の深いところで何百万年もかけて形成されたものほど、強い力を秘めています。

風水

文字通り「風と水」という意味の風水は物の配置についての中国古来の技術で、3,000年の歴史を持っています。根底にあるのは、私たちの周囲の「気」すなわちエネルギーの動きこそ重要なのだという考え方です。伝統的な風水は市や町、個々の建物の配置に関心を持ち、もし幸福と繁栄を望むなら、「気」が生じたり集まったりする場所を探すべきだと教えます。

風水の術者は、家庭や職場のごく小さな物の飾り方から建物全体の敷地内での位置や向きまで、幸運を呼び込むためにはあらゆる物をどういうふうに配置したらいいかを、自然のパターンに従って助言してくれます。また、「気」の流れをどのようにコントロールすれば、物質世界での行動はもちろん、感情を伴う人間関係における振る舞いにも幸運をもたらすことができるかも、教えてくれます。

マッサージ

体の軟部組織のマニピュレーション(手技療法)で、次のような目的に沿ってデザインされています。不眠の解消やリラクゼーションの促進のような全般的な健康増進効果、痛みやこりの緩和や、外傷後の筋緊張の改善のような特定の身体的な効果、官能的なマッサージにみられるような親密な身体コミュニケーション。

日々の生活であまりにも大きなストレスを受けると、筋肉が緊張して姿勢が悪くなります。この筋肉の「不具合」によって、全身をめぐる血液の流れが制限され、筋肉や器官に不可欠な酸素が充分に供給されなくなります。また、健全な血液の流れによって除去されるべき有毒物質のなかには、取り残されて体内に蓄積するものもでてきます。筋肉の緊張が長引けば、骨格自体にも影響がでて、すでにある問題をこじらせたり、新たな問題を引き起こしたりしかねません。

瞑想

何千年にもわたって、特に東方の文明で用いられてきた瞑想は、身体的、情緒的、精神的状態のバランスをとるための安全で簡単な方法です。通常は、心をある一点に集中することによって、究極のリラクセーションおよび集中状態に入ります。たとえば「マントラ」を唱えたりするわけですが、これは体を休息状態に置き、気を散らす軽薄な考えからあなたを解き放つのを助けます。

瞑想はいまでは宗教と関係なく多くの人に実践されていますが、いくつかの主要な宗教では修行の一部にもなっています。体内のストレスホルモンのレベルを下げることが知られている瞑想は、全般的なストレス軽減法としてますます人気を集めています。体の自己治癒力の向上や、病気に対する抵抗力の強化にも効果があります。

神経言語プログラミング

NLPという頭文字でよく知られるこの療法は、行動に前向きの変化をもたらすためのテクニックを提供します。何か特定の目標を達成したい場合にも、あるいは単にライフスキルの幅を広げたい場合にも、NLPは使えます。

NLPには主要な要素が3つあります。第一に、神経学的な要素が体の働き方を調節し、第二に、言語学的な要素が他人との意思疎通のしかたを規定し、第三に、プログラミング要素があなたと外界との相互作用モデルのタイプに取り組みます。

あなたが使う言語はあなたの内的な認識の反映であり、もしその認識が不正確だった場合、それを変えるには新しいモデルとそれを表現する新しい言語が必要である――NLPの考え方は、つきつめるとそういうことになります。

ピラーティス

このテクニックはドイツ生まれのジョゼフ・H・ピラーティス(1880～1967)によって考案されました。考案者に因んで名づけられたピラーティスは、体の体積を増すことなく、全身の柔軟性を向上させ、力をつけることをめざします。

単なるエクササイズというより、体と心の両面に働きかけるようにデザインされた、一連のコントロールされた動きといえます。含まれる動きはもちろん身体的なレベルでの機能を改善することを意図したものですが、その根底には、体がより強く柔軟に有能になれば、心もまたそうなるという考え方があります。そうなれば、毎日の生活の心身両面の課題にもいっそう効果的に対処できるというわけです。

リフレクソロジー

リフレクソロジーの治療法は古代中国の医術に基づくものです。おもに足の、体のほかの部分に対応する特定の部位のマニピュレーションをしますが、手や耳に行うこともあります。そういったポイントに圧力を加えるといろいろな器官が刺激され、うっ血が解消されます。

霊気

日本で生まれた治療法で、患者の体の上にかざしたりあてたりした術者の手を通じてエネルギーを伝えます。それによって患者の体のエネルギーバランスの回復を助け、ひいては、生まれつきの自己治癒力を改善します。

個人の自己治癒力の向上を目的とすることから、身体的なものも精神的なものも含め、さまざまな問題に苦しむ人々に恩恵をもたらすと考えられます。ストレスや片頭痛から皮膚病やふつうの頭痛まで、いろいろな症状の治療に効果のあることが実証されています。心理療法と併用した場合、感情的なトラウマに悩む人々の治療にも効果が認められています。

ヨーガ

インドで生まれ、野生動物の動きに基づくといわれるヒンドゥー教の行《ぎょう》、ヨーガは、少なくとも4,000年の歴史を持っています。

「ヨーガ」とは「和合」あるいは「一区切り」という意味で、身体的かつ精神的エクササイズを通じて、個人と至高の存在との霊的和合をめざします。

一連のポーズや呼吸コントロール法の形で教えられることの多いヨーガは、この25年ほどのあいだに急速に普及し、いまではストレスのさまざまな影響と戦う有効な手段として、広く認められています。多くの研究で、ヨーガは片頭痛や頭痛、不眠、肥満、不安、月経障害の治療に有効であるという結論が出ていますが、これらはすべて、しばしばストレスに関連があるとみなされている症状です。

姿勢、呼吸エクササイズ、瞑想はどれもヨーガの訓練の一部ですが、研究の結果、これらには血圧を下げ、血行を改善し、心拍数を調整する働きのあることがわかっています。

索引

あ

灯り／照明
　家庭の　111, 117
　　フルスペクトル照明　118
　仕事場の　77, 80
あごのリラクセーション　88
アドレナリン　14
アルコール摂取　20, 124
アロマセラピー　9, 67, 136
　くつろぎのための　124
　車での　63, 69
　在宅勤務スペースでの　102
　参照：エッセンシャルオイル
怒り／攻撃性　6
　有効なエッセンシャルオイル　54
椅子, 仕事場の　77
一日のスタート　40-1
　起き上がる前に　44-51
　心を活用する　42-3
移動（旅行）
　いつものやり方を変える　66
　ストレスのない移動　10, 63
　参照：空の旅；車の運転；公共交通機関
衣服, 家にいるときの　124
イライラ　6
色, 家の中の　111, 117
　瞑想の場　116-17
インラインスケート　34
ウィンドチャイム　115
ウェイトリフティング　36
ウォーキング
　エクササイズとしての　34
　通勤時の　67
ウジャーイ　64-5
うつ病／抑うつ　6
　運動の効果　33
　有効なエッセンシャルオイル　53, 54
腕立て伏せ　36
運動（エクササイズ）　10, 32-7
　運動と食欲　30
　エクササイズクラス　34, 98, 99
　家庭での運動　111
　　起床前　44-51
　機内での運動　72, 73, 74-5
　くつろぐための運動　124, 126-9
　効果　32, 32-3
　心のためのエクササイズは視覚化を参照
　死体のポーズ　37, 129, 129
　事前に医師に相談する　34
　風水と運動　114
エッセンシャルオイル　52-3, 67
　噴霧器入り　92
エネルギーの遮断／停滞　114, 115
エンドルフィンの放出　32-3
オイル　参照：エッセンシャルオイル；マッサージオイル
オイルバーナー／気化器　52, 52, 102
お茶　21, 24, 26, 29
　ハーブティー　29, 99, 124
音楽
　運転中の音楽　63, 69
　鎮静効果　70, 124

か

カーシェアリング　67
カーペット, 合成繊維の　80
解雇　19, 77, 106, 108-9
　体への影響　7
　諸手当の受給　106, 108
　変化への前向きの対応　107
カウンセリング, 解雇後の　109
過食　30
片鼻交互呼吸　37
語り合い　131
　欲求／秘密　134
肩をほぐす／開く　88-9, 126, 126-7
家庭
　家庭のストレスを追い出す　111, 112-13, 116-17, 117-18, 118-19
　　道具　114, 114-15
　体への影響　7
　ストレス因子としての家庭　13
家庭生活　10, 111
　在宅勤務と家庭生活　105
　仕事への影響　77
　参照：ライフイベント
カノコソウのお茶　29
カフェイン　21, 29, 124
カモミール・ティー　29
カラー・ヒーリング　9, 136-7
空手　34
カワカワ・ティー　29
環境
　体への影響　7
　ストレス因子　22, 22-3
　参照：家庭；仕事場
観賞魚　27
感情を静める　71
肝臓と「闘争か逃走か」反応　13, 14
眼精疲労　84
　緩和　84, 84-5
「気」（エネルギー）　112-13, 114, 136
　陰の「気」／病気　115
気功　9, 134
　ストレス緩和テクニック　96, 96-7, 101
季節性情動障害　(SAD)　118
キッチンの配色　117
揮発性有機化合物（VOC）　80
気分のムラ　6
求職活動　107, 108-9
協調運動の改善　36
拒食　30-1
金運ヒキガエル　78-9
緊張, 神経の　24
　緩和　68, 100
　　機内での　73
　日本古来の療法　73
　有効なエッセンシャルオイル　52, 53
緊張とリラクセーションのバランス　10
筋肉
　異常　6
　血流の増加　14

調子を整えるエクササイズ　47
無酸素運動と筋肉　36
空気の質　77, 80
果物　22, 26
ジュース　28, 124
くつろぐ(家で)　124, 126-9
決まった習慣　124-5
首の緊張をやわらげる　86, 86-7, 126, 126
クリケット　36
クリスタル・ヒーリング　9, 42, 66, 78, 78-9, 137
エリクシル　84
家庭での　118-19
クリスマス行事　19, 122
車の運転　63
通勤の時間帯や手段の変更　64, 66, 67
平常心を保つ　70, 71
クレジットやローンの支払い, 解雇後の　108
グリコーゲン　14, 21
無酸素運動とグリコーゲン　34-6
グリンダー, ジョン　58
経済的な不安　20
影響
体への　7
仕事への　77
経済問題, 解雇後の　107
予算を立てる　108
結婚式　7, 18, 123
ストレス・バイパス　122-3
血糖値の上昇　13, 14, 24-5
血圧　80
音楽と血圧　70
食物による調整　99
ストレスに対する反応　14
参照：心血管系
懸垂　36
月経前症候群　56
コーヒー　21, 24, 26
コーラ　21, 24, 26
香　69, 114-15, 124
公園／空き地　22
公害
交通公害　22, 23
仕事場での　77
公共交通機関　22, 23, 63
公共交通機関への変更　66
交通渋滞　22, 63
体への影響　7, 23
交通渋滞のイライラ　63
対処法　68-9
行動を修正する　17
股関節をほぐす　46
呼吸エクササイズ　37
機内での　72
勝利の呼吸　64
ストレスレベルの緩和のための　94
瞑想テクニック　48
集中のための　60
呼吸器系：運動と呼吸器系　34
穀類と豆類　25, 27
コルチゾール　13, 14
五十肩　86
ゴルフ　36

さ

サイクリング　34
サイクリング中のストレス　23
最新技能の習得　107, 109
サッカー　36
視覚化
まとを絞った視覚化　41, 42-3
瞑想的視覚化　48, 49
仕事
いつものやり方を変える　66-7
会議や面接の準備　96, 96-7
在宅勤務　102, 103, 104, 105
仕事の前の集中　60, 61
ストレス因子　22, 77, 120
同僚とのトラブル　7, 22, 77
むずかしい同僚に対処する　92, 92-5
優先順位を決める　39
仕事と私生活のバランス　111, 120, 120-1
仕事場
家での　102, 105
ストレスをなくす　80, 80-1, 111
デスクを機能的に　78, 78-9, 111
仕事を任せる　39
姿勢
姿勢に効くエクササイズ　47
歪み　6
失業の利点　109
締め切り　22
社会生活　10, 111, 120
シャヴァーサナ　129, 129
周囲のできごとの体験／理解
参照：NLP
集中
集中度を高める　60
助けるもの　113-14
妨害するもの　22
出張旅行　10
消化器
運動の効果　33
「闘争か逃走か」反応　13, 14
病気　6
症状の緩和　86, 86-7, 99
昇進／降格　19, 22
体への影響　7
食事, 健全な　24, 25, 26-7
好ましくない食品　26
昼食　98, 98-9
朝食　56, 57
食生活
仕事への影響　77
ストレスと食生活　24-5
参照：健全な食事
風水と食生活　114
職場環境
体への影響　7
対処法　10, 13, 22
食物　24
愛するふたりのための　130-1
アレルギー　56
参照：食生活；健全な食事
シンギングボウル(singing bowl)　114-15
神経系とカフェイン　21

神経言語プログラミング
　(NLP)　10, 58, 138
神経疲労　54
心血管系
　運動と心血管系　34
　機内での　74-5
　　参照：呼吸エクササイズ
　「闘争か逃走か」反応　13, 14
寝室
　整頓　113, 113
　電磁場　118
　配色　117
心臓
　運動の効果　33, 34
　交通公害と心臓　23
　動悸　6
　参照：心血管系
心拍数
　運動と心拍数　34
　音楽と心拍数　70
　「闘争か逃走か」反応　14
時間の管理　38-9
　解雇後の　108
　家庭での　124
　旅行(移動)中の　64, 66-7
自尊心や自己イメージの低さ　24
　運動と　34, 36
　仕事への影響　77
　有効なエッセンシャルオイル　54
自転車通勤　67
自負心の喪失　106
ジムの会員権　33
柔軟性の改善　36
ジョギング　32, 32, 34, 99
仁診療法　73
スーリャ・ナマスカル　50, 50-1
水泳　34
睡眠
　運動の効果　33
　睡眠不足　参照：不眠
　ストレスと不安の悪循環　42
ストレス　6-7
　おもな因子　20-3, 24-5
　家庭内の乱雑さとストレス
　　111, 112, 112
　興奮反応　14
　症状　6, 82
　　悪循環を断ち切る　95, 95
　　解雇と症状　106
　　症状の自覚　9, 94
　ストレスへの適応　13
　日本古来の療法　73
　問題となるとき　7-9
　要注意サイン　16
　　参照：ライフイベント
ストレス因子　9, 18-19
　つきとめる　10
ストレスホルモン　14
　燃やす　10, 33, 99
ストレッチ　126
　朝のストレッチ　44-5
　縦ストレッチ　126-7
　斜めストレッチ　128
スポーツ競技　34, 35, 35
スマッジ・スティック／スマッジング
　115
スムージー　28, 29, 98
　スムージーのための牛乳または
　　ヨーグルト　28
スリー・タップ法　101
頭痛　6
　おもな原因　82
　緩和　82-5, 86
　照明に関係のある頭痛　80,
　　118
性格　16
　在宅勤務と性格　105
　ストレスと性格　7, 10, 13, 16-
　　17
生活環境　参照：家庭
性機能障害　6, 111
性生活　111
　ストレスをなくす　130-4
整理整頓　78
セックス　134
摂食障害　24
　参照：過食；拒食
背中の保護　44
　緊張をやわらげる　86, 87-91
　腰をほぐす　45
背骨をほぐす／ストレッチ　90-1
セントジョンズワート・ティー　29
騒音レベル　22
　音楽　70
　体への影響　7
　仕事中の　77
空の旅　63, 72-3
　ストレス緩和　72, 74-5

た

体重の変動　6
体重表　31
体調の改善　36
太陽礼拝エクササイズ　50, 50-1
短距離走　36
炭水化物
　精製炭水化物　56
　複合炭水化物　25
たんぱく質　25
脱水　82
長期休暇　19, 22, 122
　体への影響　7
　　飛行機を使う場合の　72
調理加工済み食品　26
通勤　22, 23, 63, 120
　仕事への影響　77
　時間帯を変える　64
疲れ　6
　有効なエッセンシャルオイル
　　52-3
テニス　36, 36
転居　19
　体への影響　7
電磁場(EMF)　80, 82, 118
「闘争か逃走か」　14-15
　体の反応　9, 14-15, 15
　　緩和　86, 86-7
塗料　80
トレーニング　32, 33

な

肉　26, 27
「日光」ライトボックス　118
人間関係
　エッセンシャルオイルと人間関係
　　54
　ストレス因子　9, 20
　　パートナーの死　18-19
　参照：性生活
飲みもの, 健全な　24, 28-9, 29
　カフェインを含まない　29
　ジューサーやミキサーを使う
　　28
ノルアドレナリン　14

は

肺
運動の効果 34
参照:呼吸エクササイズ;
呼吸器系
「闘争か逃走か」反応 14
バスケットボール 36
バドミントン 36
バランスの改善 36
バンドラー, リチャード 58
パーティクルボード 80
皮膚
「闘争か逃走か」反応 14
トラブル 6
肥満 24
貧血 56
ビタミン 28, 56
微量元素, 必須 28
ピラーティス 10, 44, 138-9
脚のこわばりに効くピラーティス
74-5
不安／懸念 24, 82
運動の効果 34
解雇による 109
有効なエッセンシャルオイル
52-3, 54
レシピ 67
風水 9, 137
オフィスでの風水 78, 78-9
家庭の乱雑さと風水 112,
112-13
道具 114, 114-15
風味づけ 27
副腎 14
不健康／病気 6, 15, 77
腹筋運動 36
フットボール 36
踏み段昇降 34
不眠 42, 80, 118
影響 77
緩和 86, 86-7
有効なエッセンシャルオイル
53, 54
フラワー・トリートメント 93
フレックスタイム 64
プライバシーの欠如 20
プレッシャーとは 14
平穏な境地をもたらす
参照:まとを絞った視覚化
片頭痛 6, 82
おもな原因 84
緩和 82-5, 86
照明に関係のある 80, 84,
118
ベル 114-15
ペット 124
ホームズ, T・H 18
ホームズ-レイ・スケール 18-19,
122
ホルムアルデヒド 80
ボート漕ぎ 34
ボランティア活動 108

ま

マッサージ 7, 9, 137
顔の 83
官能的な 111, 133
注意点 133
指圧 84-5
マッサージオイル 133
水 124
食生活における重要性 24
ストレス解毒剤としての 55
参照:脱水
ミネラル, 必須 28, 56
無酸素運動 34-6
胸やけ 99
目
「闘争か逃走か」反応 13, 14
リラックス 88
瞑想 10, 37, 138
家庭での 111
瞑想のための場所 116-17
心を静める 48
集中を高める 60, 61
テクニック 48, 49
昼休みの 98, 100
風水と瞑想 114
免疫系
運動と免疫系 34
免疫系に対するストレスの影響
9, 15, 56
問題点をつきとめる 58

や

野菜 22, 26
ジュース 28
有酸素運動 34
ヨーガ 10, 37, 139
機内での 72
くつろぐ 126, 126-8, 129, 129
呼吸法 64, 94, 94
強さと柔軟性のための 50-1
半蓮華座 126, 126, 128

ら

ライフイベント, ストレスとなる 7,
18-19, 122-3, 123
ストレス度 18-19
離婚 7
リフレクソロジー 10, 139
自分でできるやり方 82
療法, おもな 9-10, 136-9
リラクゼーション 37
色とリラクゼーション 111
有効なエッセンシャルオイル 53
参照:くつろぐ
履歴書 108-9
レイ, R・H 18
霊気 10, 139
心身を静める 95, 95
「ストップ!」エクササイズ 103
鎮静エクササイズ 71
レモンバーム・ティー 99
ローン 19
解雇後の支払い 108
体への影響 7
ろうそく 114-15, 124

産調出版の関連書籍

忙しいあなたのためのシンプルアロマセラピー

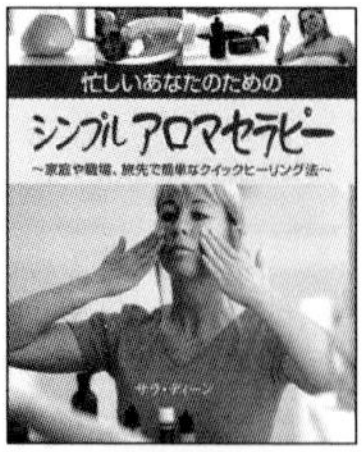

本体価格1,600円

家庭や職場、旅先で簡単なクイックヒーリング法

サラ・ディーン 著

コンパクトサイズながら、職場や旅先・くつろぎの時間など一日の様々なシーンに合ったアロマセラピーを取り入れる方法を美しいカラー写真と共に紹介。オイルの使用法がひと目でわかるマーク付きで、アロマが生活の一部に。

ほんの少しの時間…忙しいあなたのための瞑想

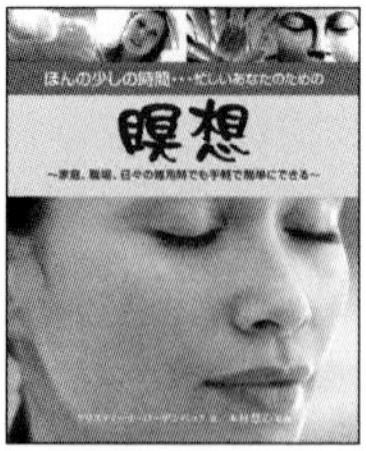

本体価格1,500円

家庭、職場、日々の雑用時でも手軽で簡単にできる

クリスティーナ・ローデンベック 著
木村 慧心 監修

瞑想は心を落ち着けるための完璧な方法であり、しかも一日のうち、いつでもどこでも実践できる。ほんの少しの時間、心を静めて自分自身を取りもどそう。

忙しいあなたのためのクイックレイキ

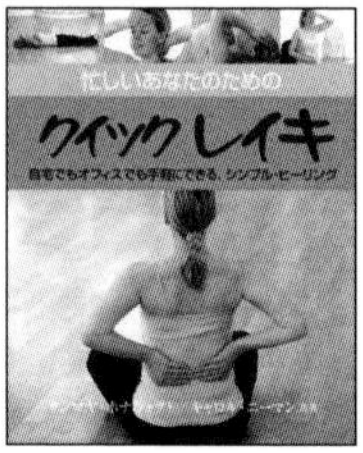

本体価格1,600円

自宅でもオフィスでも手軽にできる、シンプル・ヒーリング

タンマヤ・ホナヴォグト／キャロル・ニーマン共著

コンパクトサイズながら、多忙な一日のどんな状況にも応用可能、段階的にレイキヒーリングの施し方を分かり易く解説。いつでも手軽に行えて場所も問わず、貴方のエネルギーレベルを維持。必要なのはあなたの両手だけ。

ほんの少しの時間…忙しいあなたのための太極

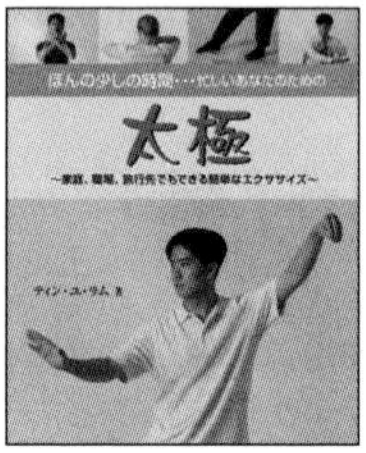

本体価格1,500円

家庭、職場、旅行先でもできる簡単なエクササイズ

ティン・ユ・ラム 著
編集協力：山畠 節子

太極とは中国に古くからある修練法。時や場を問わず誰でも手軽に始められる。本書ではあまり時間をかけずに取り組める演習や技法を厳選、万人向けに易しく解説。ストレス解消は勿論、体力やバランス感覚が向上する。

忙しいあなたのための
ストレスを柔らげる

発　　行　2007年2月15日
本体価格　1,500円
発 行 者　平野　陽三
発 行 所　産調出版株式会社
〒169-0074 東京都新宿区北新宿3-14-8
TEL.03(3363)9221　FAX.03(3366)3503
http://www.gaiajapan.co.jp

ISBN 978-4-88282-602-6 C0077

著　者：ジョナサン・ヒルトン
(Jonathan Hilton)
主に写真関係（photography）のフリーランス編集者でありライター。何年もの間ライフスタイルに大きな変化をおこし、その結果ストレスなしの生活をおくっている。ロンドン在住。

翻訳者：日向 やよい（ひむかい やよい）
東北大学薬学部卒業。宮城県衛生研究所勤務を経て翻訳に携わる。訳書に『脳卒中のあと私は・・・』（産調出版）『ボディマインド・シンフォニー』（日本教文社）『殺菌過剰！』（原書房）など。